一生
健康
的

用药必知
系列
科普丛书
6

U0212166

一生健康的用药必知系列科普丛书*

丛书总主编：赵　杰
名誉总主编：阚全程
副 总 主 编：王婧雯　文爱东　王海峰　李朵璐　杨　勇
组 织 编 写：中华医学会临床药学分会

关键时刻能救命——

急症用药必知

分册主编：蔡本志　吴　晖　吴　寅　吴东媛
副 主 编：许世伟　钱　斌　李　娜　滕　雪　李湘晖
编　　委（以姓氏笔画为序）：

王洪亮　邓杨林　刘　艳　刘　娟　刘苏利　刘秋爽　许世伟　孙志丹
李　娜　李湘晖　吴　晖　吴　寅　吴东媛　钱　斌　黄海燕　蔡本志
滕　雪

关键时刻能救命

急症
用药必知

丛书总主编·赵杰

名誉总主编：阚全程
组织编写：中华医学会临床药学分会
分册主编：蔡本志 吴 晖 吴 寅 吴东媛

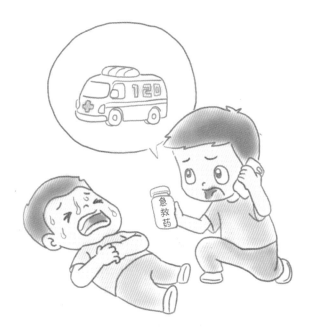

人民卫生出版社
·北 京·

阚序

药物的使用在疾病的预防、诊断、治疗中几乎贯穿始终。根据 2019 年世界卫生组织公布的数据，由用药引发的不良事件是全球导致住院死亡和伤残的重大原因之一，全球 1/10 的住院人次由药物不良事件导致，15% 的住院花费由药物不良事件产生。然而，83% 的药物不良事件是可以预防的，关键在于用药是否合理。根据调查，民众大多不了解正确的服药方法和服药原则，缺乏安全用药常识。因此，向大众传播合理用药的知识和理念，开展全民健康用药科普势在必行。

现代医学模式从传统的疾病治疗转向健康管理，健康教育变得尤为重要。党的十九大报告明确提出了"实施健康中国战略"，将"为人民群众提供全方位全周期健康服务"上升到国家战略高度。随着人们对用药安全愈加重视，用药科普宣传逐渐增多，其目的是要让民众对错误用药行为从认识上、行为上作出改变。科普看似简单，其实不然，做好科普是一项高层次、高难度、高科技含量的创造性工作。优秀的科普读物应具备权威、通俗、活泼的特征，然而，目前市售的用药科普读物普遍存在内容不严谨、语言不贴近百姓、可读性不佳、覆盖人群不全面等问题。

《一生健康的用药必知》系列科普丛书是在国家大力倡导"以治病为中心"向"以人民健康为中心"转变的背景下应运而生的，由中华医学会临床药学分会专业平台推出，组织全国各专业药学专家精心策划编写而成。全套丛书聚焦百姓用药问题，针对常见用药误区和知识盲点，把用药的风险意识传递给民众，让民众重视用药问题，树立起合理用药的理念。其内容科学实用，使读者阅读后对全生命周期的每一环，以及常见生活场景中出现的用药问题都能有所了解。这套丛书在表现形式上力求生动活泼、贴近百姓；在语言表达上力求通俗易懂、简洁明了，面向更广泛的受众，帮助民众树立健康意识。可以说，本套丛书的出版必将对促进全民健康、提高国民教育水平，产生全局性和战略性的意义。

本套丛书的撰写凝聚了所有编者的智慧和辛劳，在此向你们致以衷心的感谢和诚挚的敬意！

杨序

　　作为一名医务工作者，我始终关注着中国老百姓的用药安全和科普教育。我国医学科普传播与欧美发达国家相比，仍然处于相对落后状态。国家统计局 2019 年数据显示，我国公众具备基本科学素养的人数虽较之前有了大幅提升，达到了 8.47%，但仅相当于发达国家 10 年前的水平。随着生活水平的提高，民众健康意识开始觉醒，新媒体的发展也使科普工作有了更丰富、更灵活的方式。但面对漫天的"医学科普"、良莠不齐的海量信息，普通民众有时难以分辨。更有甚者，一些打着医学科普旗号的"伪科学"和受商业利益驱使的所谓"医学知识"大行其道，严重误导民众。另外，当前市面上见到的多数药学科普书籍还存在表现形式不够生动活泼、专业术语晦涩难懂等问题，让大多数读者望而生畏，使药学科普很难真正走进老百姓的生活。

今天，我欣喜地看到，由中华医学会临床药学分会倾力打造的《一生健康的用药必知》系列科普丛书，汇集了中国临床药学行业核心权威专家倾心撰写，为读者提供了值得信赖的安全合理用药知识。丛书突破了目前市面上医学科普书题材单一、语言枯燥、趣味性差等缺点，以大众用药需求为引领，站在用药者的角度，针对读者在全生命周期可能遇到的用药问题与困惑，用最通俗的语言，做最懂百姓的科普。把晦涩的医药知识变得浅显易懂、活泼轻松，让百姓可以真正掌握正确用药方法。对于中华医学会临床药学分会对我国药学科普事业所做出的努力和贡献，我深感欣慰，感谢编委会全体人员的辛勤付出，将这样一套易懂实用、绘图精良、文风活泼的药学科普图书呈现给广大读者，为百姓提供了指掌可取的药学知识。

如今，政府对科普事业高度重视、大力支持，人民群众对用药健康的关注日益迫切，可以说，《一生健康的用药必知》系列科普丛书正是承载着百姓的期望出版的。全民药学科普是一项系统工程，新一代的药学同仁重任在肩，担负着提升公众安全用药意识、普及合理用药知识的重任。为了让公众更直观地接触药学知识，提升公众合理用药的意识，新时代的药学科普工作者应努力提高科普创作能力，不断提升科普出版物的品牌影响力，更广泛地发动公众学习安全用药的知识，让药学科普普惠民生。

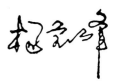

赵序

要建设世界科技强国，科技创新与科学普及具有同等重要的地位。但我国的科普现状令人担忧，一方面我国公民科学素养较发达国家偏低，同时虚假广告、"伪科学"数不胜数，严重误导民众，甚至出现"科普跑不过谣言"的局面。另一方面，现有的科普读物普遍存在专业性强、趣味性弱、老百姓接受度低的现象，最终导致我国科学普及度不高。药学科普是健康科普的重要组成，做好药学科普工作是我们这一代中国药学工作者的责任和使命。

什么样的药学科普能走进百姓心里？我想，一定是百姓需要的、生活中经常遇到的用药问题。中华医学会临床药学分会集结了全国临床药物治疗专家及一线临床药师力量编写了《一生健康的用药必知》系列科普丛书，目标是打造中国最贴近生活的药学科普，最权威的药学科普，最有用的药学科普。这

急症用药必知
关键时刻能救命

套丛书以百姓需求为出发点，以患者的思维为导向，以解决百姓实际问题为目标，形成了 15 个分册，包含从胎儿、儿童、青少年、孕期、更年期直到老年的全生命周期的药学知识和面对特殊状况时的用药解决方案，其中所涉及的青少年药学科普、急救药学科普、旅行药学科普、互联网药学科普均是我国首部涉及此话题的药学科普图书。本套丛书用通俗易懂、形象有趣的方式科学讲解百姓生活中遇到的药学问题，让人人都可以参与到自身的健康管理中，可大大提升民众的科学素养。

《国务院关于实施健康中国行动的意见》中明确提出，提升健康素养是增进全民健康的前提，要根据不同人群特点有针对性地加强健康教育，要让健康知识、行为和技能成为全民普遍具备的素质和能力，并同时将"面向家庭和个人普及合理用药的知识与技能"

列为主要任务之一。中华医学会作为国家一级学会，应当在合理用药科普任务中、"健康中国"的战略目标中贡献自己的力量。在此，感谢参与此系列丛书编写的所有编者，希望我们可以将药学科普这一伟大事业继续弘扬下去，提高我国国民合理用药知识与技能素养，为实现"健康中国"做出更大贡献。

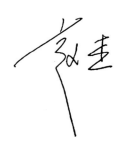

前言

《关键时刻能救命——急症用药必知》是中华医学会临床药学分会组织编纂的《一生健康的用药必知》系列科普丛书中的一册。急症需要紧急救治，当生命处于急需被挽救的关键时刻，也许你的及时救助就能点燃一份生的希望。因为不是所有的突发危机时刻都能安然等到救护车的到来，也不是所有的紧急事件都能有医务工作者在场，如果我们可以利用现场适用物资（包括药物）临时及适当地为伤病者进行初步救援及护理，紧急救治和正确处置可以让我们拥有与死神争抢时间的能力。因此，本册科普书旨在帮助您学习和了解一些急病来临时的紧急救治措施和方法，普及急救相关知识，指导每个人都成为一个能够和死神抢时间的斗士，能够让身边突发急病的患者撑到救护车的到来。

本书共有四篇，包括 20 个话题，分别介绍了每种急病发生的诱因、起病时的表现、发病时的抢救及用药措施、用药注意事项及如何避免急性起病的发生。以简单易懂的语言形式，从总体到细节、由浅入深地为读者讲解急症用药的相关知识。

第一篇危及生命的急救用药篇，主要讲解哮喘、心肌梗死、低血糖、癫痫和急性荨麻疹这些要命的急症救治用药，让患者及身边人了解这些疾病用药的急救常识。在这些理论知识的铺垫下，还增添了一些与这些疾病的诱发因素和预防措施的相关知识，让患者有病治病、无病预防。

第二篇急性疼痛用药篇，主要讲解我们日常生活中常遇到的各种急性疼痛，如牙痛、偏头痛、痛经及痛风急性发作。重点说明了这些疼痛的处理方法和药物治疗，为经常出现这些症状的人提供一些简单易懂的应对方法和用药建议。

第三篇中毒解救用药篇，主要讲解误服药物、食物及酒精中毒、镇静催眠药和有机磷农药中毒等的预防和出现中毒后的急救措施。读完本篇内容可让您在碰到这些药物过量或中毒事件时，能够掌握紧急的处理措施及使用适当的药物，争取去医院就医的时间，抢救生命。

第四篇外伤用药篇，主要讲解在遇到跌打损伤、烧烫伤、猫狗咬伤、蛇咬伤等一些创伤时，伤口处理药物及破伤风疫苗使用的基本知识。读完本篇内容可让您知道一旦发生这些紧急的情况，如何及时有效地处理，尽可能避免病情的加重。

市面上与急救相关的科普书也有一些，但本册科普书的创新之处在于把经常遇到的急症汇集在一本书中，从药师的角度为患者及其家属提供更多帮助。希望读者通过本册图书的阅读，可以对急症用药及急救措施有更科学的认识，以便在以后的工作和生活中遇到需要紧急救治的疾病时，能够更加准确有效地进行及时救治，尽可能地减少因病情拖延而造成的病情加重或者危及生命事件的发生，为患者争取更多的送医时间。

本书的作者在写作时，查阅了有关中毒解救与护理、危重患者护理、急救护理、临床医学、病理生理学等大量医学急救方面的著作，力求将现代医学抢救理论与科普知识更好地结合，从而指导读者能更好地掌握急救护理和抢救。

编者

2020 年 11 月

目录

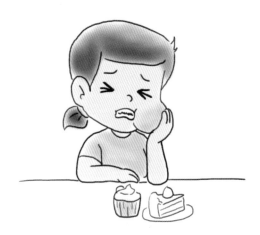

第
三
篇

中毒解救用药

第
四
篇

外伤用药

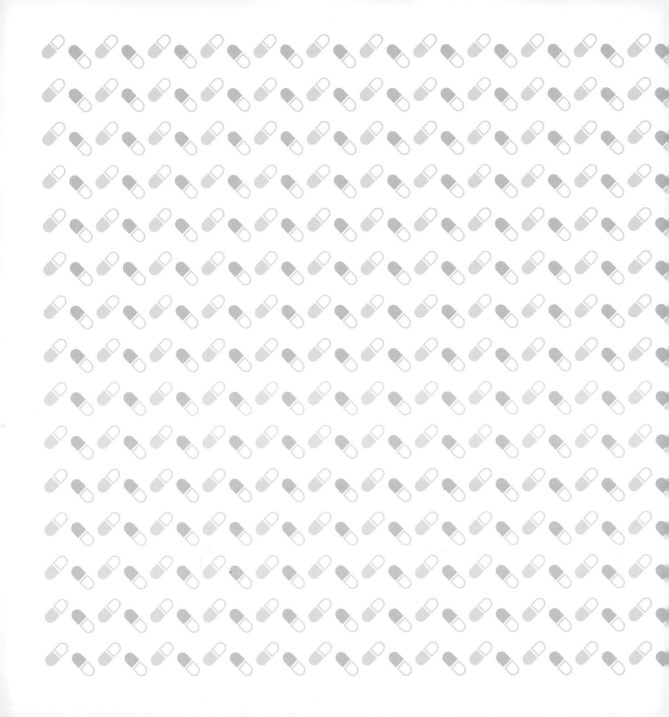

第
一
篇

危及生命的
急救用药

1.1

哮喘急性发作应如何用药急救?

哮喘急性发作时,沙丁胺醇气雾剂是家庭急救首选药。

哮喘急性发作时即刻吸入沙丁胺醇气雾剂,发作的症状约5分钟后可得到缓解,必要时每20分钟重复吸入1次,1小时后症状无明显缓解应及时就诊。

有的影视作品中会出现这样的场面,一个人在情绪紧张、激动的时候,突然面色苍白、胸闷气促,然后手忙脚乱地从上衣兜里摸出一个小药瓶,摇一摇放到嘴里猛吸几口,之后才慢慢地缓过神儿来。影视剧里出现的这种情况就是哮喘急性发作的典型症状。哮喘患者遇到冷空气刺激、情绪激动等诱因通常会突然出现喘息、气促、胸闷等症状,或原有的咳嗽等症状急剧加重,并伴有呼吸困难,若不及时进行治疗,数分钟内就可能会危及生命,所以哮喘急性发作后缓解症状迫在眉睫。

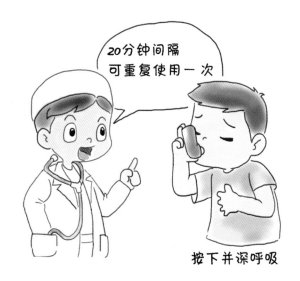

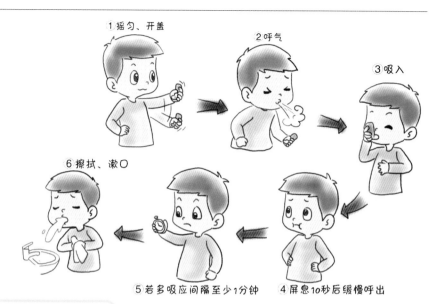

1 摇匀、开盖

2 呼气

3 吸入

6 擦拭、漱口

5 若多吸应间隔至少1分钟

4 屏息10秒后缓慢呼出

一、沙丁胺醇气雾剂，怎么用？

作为抗击哮喘急性发作的"先锋"，沙丁胺醇气雾剂的正确使用尤为重要，掌握使用6步法就没问题了！

第一步：摇匀、开盖　拿着气雾剂，上下用力摇匀，确保吸入器内物质被充分混合，拔掉吸嘴的盖。

第二步：呼气　轻轻地呼气直到不再有空气可以从肺内呼出。

第三步：吸入　立即将吸嘴放进口内，并合上嘴唇含着吸嘴。在开始通过口部深深地、缓慢地吸气后，马上按下药罐将药物释出，并继续吸气。

第四步：屏息　将气雾剂吸嘴撤出，屏息10秒或在没有不适的感觉下尽量屏息久些，然后再缓慢地呼气。

第五步：间隔　若需要多吸一剂，应等待至少1分钟再重做第二、三、四的步骤。

第六步：擦拭、漱口　吸入完毕后，用干纸巾擦拭吸嘴，将盖子套回吸嘴上，然后充分漱口3次，并将漱口水吐出。

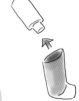

拔出

1. 沙丁胺醇气雾剂经过长时间静置，药物与溶媒易分层，初次使用及超过 7 天未使用者，使用前需先向空气中试喷。

2. 一周清洗一次吸入器，把药罐拔出，用温水彻底洗涤吸入器，彻底晾干，然后把药罐放回原位。

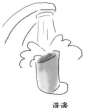

洗涤

3. 储存条件：30℃以下避光保存，避免受冻和阳光直射。当药罐受冻后可能降低药品的疗效，保存时需注意。

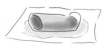

晾干

如果哮喘急性症状经上述治疗得到了缓解，为全面治疗争取了宝贵的时间，但仍不可松懈，应尽快就医，继续进行治疗。

三、平时生活中预防哮喘急性发作要注意以下几点：

▲ 感冒是诱发急性哮喘最常见的病因，日常生活中应尽量避免感冒。

▲ 适当运动，增强体质，但剧烈运动会导致呼吸加深加快，进一步诱发哮喘，应避免剧烈运动。

▲ 远离常见的过敏原，如尘螨、花粉、食物添加剂等；尤其是避免接触已知的过敏原。

▲ 注意休息，避免劳累。

▲ 控制情绪，保持良好的心态。

无论哮喘严重程度如何，每一次急性发作都是在死亡线上徘徊，对人们的生命安全造成巨大的威胁，每位哮喘患者都应该了解哮喘急性发作的治疗常识，避免发生不堪设想的后果。

西安高新医院：吴 寅 刘苏利

1.2

心肌梗死发作如何用药抢时间?

近年来心肌梗死患者数量呈上升趋势,每年的新发人群都在显著增多。以前,我们常认为心肌梗死是人到老年才会出现的疾病,但是现在很多年轻人也患上了这一令人棘手的病症。发生心肌梗死后,耽误救治的时间越长,心肌梗死的面积就会越大,预后效果越差。血管堵塞 20 分钟之内开通,心肌可恢复正常;血管堵塞超过 1 小时,部分心肌就会出现不可逆的坏死。我们通过哪些表现能快速判断心肌梗死的发作? 又该如何用药抢时间救治呢? 下面这些事你一定要了解。

一、如何判断自己是心肌梗死发作了?

● 胸痛 + 大汗

心肌梗死患者多以心前区突发胸痛为主要症状,发作时间可持续几分钟。患者通常会有被重物压着或者被勒住、被裹住的感觉,有的还会有哽噎感,疼痛剧烈,持续不缓解,同时还可能有出汗、恶心、濒死感等。在旁人看来就像许多影视剧人物表演的那样:双手紧扣胸部,面目因痛苦而扭曲。

二、突发心肌梗死,去医院前你能做些什么?

● 正确的做法

√ 平躺　如果出现上述症状,持续胸闷、胸痛且伴出汗,那么此时无论是在运动、工作或吃饭,都应该立刻停止,找个地方平躺下来安静地休息。

√ 拨打 120　千万不能抱有侥幸心理,等待症状消失或回家自行治疗,而浪费黄金的抢救时间。应该立即拨打 120 去医院救治。

　　√ 口服急救药物　在等待 120 救护车的过程中，可以给患者服用硝酸甘油、阿司匹林、速效救心丸等急救药物。具体用法和注意事项如下：

药物	如何服用	注意事项
硝酸甘油片（0.5mg/ 片）	舌下含服 1 片（0.5mg）	低血压、心率过快或过慢不宜服用
阿司匹林肠溶片（100mg/ 片）	嚼碎服用 3 片（300mg）	不是平时的"1 片"，也不是"喝水吞服"
速效救心丸	4 粒药丸咬碎后置于舌的下方	连续两次服用后症状不缓解，不可再继续服用

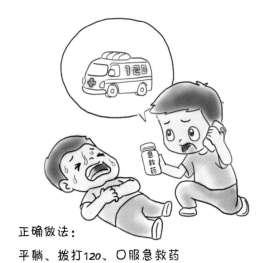

正确做法：
平躺、拨打120、口服急救药

● 错误的做法

　　✗ 在不知道病情轻重和没有条件时，自己背着患者或驾车去医院。

　　✗ 看到突然倒地的人，自然地把人扶起来，甚至背起患者上医院急救。

　　这对于心肌梗死患者来说是错误的，因为任何身体活动都会提高心脏的耗氧，加重病情。

急症用药必知
关键时刻能救命

三、急性心肌梗死常用药物的保存和服用注意事项

药物	须记住的事	重要提示
硝酸甘油片	避光	不建议饮酒
速效救心丸	防变色	可长期服用
阿司匹林肠溶片	服用前看规格	并不是有病治病、无病防身的"神药"

四、阿司匹林不同剂量，有何不同？

阿司匹林不同剂量所发挥的药理作用完全不同。

● 小剂量阿司匹林（每天 75～500mg）用于抗血小板聚集，预防血栓，防治心脑血管疾病。

● 中等剂量阿司匹林（每天 0.5～3g）具有解热镇痛作用。

● 大剂量阿司匹林（每天超过 4g）具有消炎及抗风湿功能。

我们需要注意的是：用于防治心脑血管疾病的阿司匹林是阿司匹林肠溶片（100mg/ 片），在整片服用时大部分在肠道溶出，急救时必须嚼碎才能迅速发挥作用。阿司匹林片、阿司匹林分散片、复方阿司匹林与阿司匹林维 C 肠溶片均为解热镇痛药，非心血管疾病用药。因此，服用阿司匹林一定要分清剂量！在买药、备药时一定要看清含量。并且，阿司匹林肠溶片空腹服用效果好，但有明显胃肠道反应的患者可早饭后服用。

五、应对心肌梗死，预防才是最好的治疗

预防心肌梗死平时要注意做到以下几点。

▲ 养成健康良好的生活习惯：适当的清淡饮食，少吃油腻食物，戒烟戒酒，适当运动，保证睡眠。

▲ 注意天气变化，及时增减衣服，这样也可降低心肌梗死的发生。

▲ 对于有冠心病等疾病的患者，应当积极地进行治疗和接受健康教育，并按时规律服用药物，保持健康的心态。

▲ 对于有高危因素的患者，如高血压、糖尿病、高血脂、抽烟、肥胖的患者，建议服用 75～100mg 阿司匹林肠溶片进行预防。

心肌梗死与糖尿病、高血压等一样都属于慢性疾病，但它一旦发作，就有可能导致死亡，所以虽然是慢性病，心肌梗死却是一种危险系数比较高的病症。因此在正常生活中，要特别留意心肌梗死发生的可能。健康的观念和生活方式能够有效地避免心血管疾病的发生，这样才能在药物的基础上更好地保持心脏的良好状态。然而一旦心肌梗死突发，病情变重可能只是短时间的事情，对于突发性心肌梗死，时间就是生命。第一时间就医，选择就近、有能力的医院，充分相信医生，遵医嘱，是正确的选择。

昆明医科大学第一附属医院：吴　晖　钱　斌

1.3
被低估的低血糖危害，您需要了解！

人们常常谈"糖"色变，尤为惧怕高血糖，糖尿病因其日益增高的患病率及较高的致残率和致死率，已逐渐引起社会的广泛重视。但是很多人不知道，低血糖是一种危害性巨大的疾病，偶然突发的低血糖对人体的伤害比高血糖更胜一筹，严重的低血糖还会对大脑造成永久性、不可逆的损害，甚至导致脑死亡。所以，抢救低血糖可以用"分秒必争"来形容。下面就来详细讲解一下低血糖对人体的危害，以及应对方法，希望在关键时刻可以帮到您。

一、怎么就算是低血糖了?

非糖尿病患者：血糖低于 2.8mmol/L 即为低血糖。

糖尿病患者：血糖低于 3.9mmol/L 就可以认为是低血糖了。

非糖尿病患者
血糖 ≤ 2.8 mmol/L 为低血糖

糖尿病患者
血糖 ≤ 3.9 mmol/L 为低血糖

二、低血糖有哪些症状?

▲ **轻度低血糖**　通常会有饥饿感，还会出现心慌、手颤、头昏眼花、虚弱无力、出冷汗、面色苍白、注意力难以集中等症状。

▲ **中度低血糖**　除了具有上述症状外，还可能出现一些古怪的行为，比如喜怒无常、随地大小便、无理取闹、精神错乱等。

▲ **重度低血糖**　昏迷、抽搐、肢体痉挛、小便失禁、心律失常、脑血管意外等，甚至危及生命。

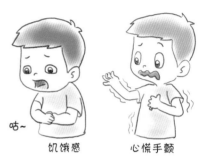

咕~　　饥饿感　　　心慌手颤

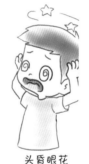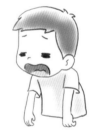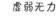

头昏眼花　　　虚弱无力

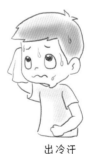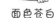

出冷汗　　　面色苍白

饥饿、摄入不足和剧烈运动后容易发生低血糖,而通常情况下易患低血糖的人群是糖尿病患者,尤其是 1 型糖尿病患者,2 型糖尿病患者中使用胰岛素的患者也容易发生低血糖。此外,除了肝、肾功能下降等疾病原因容易引发低血糖外,还要警惕以下因素:

▲ 餐后 2～4 小时　尤其是进食过多的高糖饮食后,机体为了应对突如其来的大量糖分,通过自身调节,分泌释放过多胰岛素,而产生降糖作用。

▲ 大量饮酒　尤其是在空腹或饥饿状态下大量饮酒,容易引发低血糖。因为此种情况下,肝脏糖原储备不足,需要动员机体的脂肪和蛋白质,此时大量的酒精有抑制肝脏将脂肪和蛋白质转化为葡萄糖的作用,所以机体就会发出低血糖的求救信号。

▲ 夜间低血糖　好发时段是凌晨 12 点至 2 点之间,患者很容易盗汗、做噩梦,晨起会感觉睡眠质量低,常伴头痛和疲劳感。尤其是糖尿病患者,夜间低血糖的"警报"通常是噩梦的开始。

所以糖尿病患者一定要加强血糖监测,必要时可做 24 小时动态血糖监测。

▲ 老年人群　老年人尤其是老年糖尿病患者,对低血糖的感知能力较弱,有时出现心悸、头晕等低血糖症状时,还常被认为是冠心病、高血压而被忽视。如果类似低血糖症状反复发作,

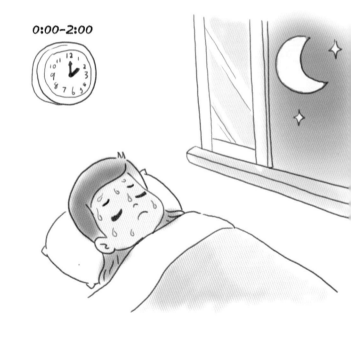

0:00-2:00

机体会逐渐适应，有可能就不再发出预警，长此以往，会对患者造成不可逆的伤害，最后可能在毫无征兆的前提下迅速陷入昏迷状态。所以老年人尤其要关注避免发生低血糖。

▲ 降糖药物　降糖药物的使用也是低血糖发生的危险因素，胰岛素和磺脲类降糖药物（如格列苯脲、格列美脲、格列齐特、格列吡嗪、格列喹酮等）在使用过程中容易造成低血糖。其他降糖药如二甲双胍、吡格列酮和阿卡波糖等单用时一般不易引起低血糖。所以使用这类药物的患者，更换药物或增减药物剂量时一定要在医生或药师的指导下进行。

四、低血糖如何自救？

许多糖尿病患者出现低血糖时会选择点心、馒头等主食来缓解症状，这种做法虽然不能说完全不对，但也不是最恰当的选择。因为针对低血糖的救治要争分夺秒，应该迅速进食蔗糖、蜂蜜、果汁等食品，这类食物可以快速被肠道吸收入血，从而尽快缓解低血糖症状。而淀粉类食品如馒头等属于多糖类食物，需要经过代谢分解生

成单糖（葡萄糖或果糖等）才能被人体吸收利用，因此纠正低血糖的速度相对较慢。

此外，服用阿卡波糖、伏格列波糖和米格列醇的糖尿病患者发生低血糖时，不宜使用蔗糖（白砂糖、绵白糖、方糖或冰糖等），一定要补充葡萄糖（药店有售），因为这三种药物可使蔗糖分解为葡萄糖和果糖的速度减慢，使之不能迅速升高血糖。

糖尿病低血糖的急救方法如下：

▲ 患者出现低血糖表现后，应绝对卧床休息。

▲ 口服15～20g糖类食品（以葡萄糖为佳）。

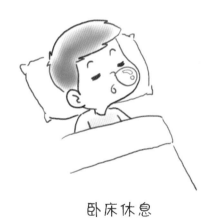

卧床休息

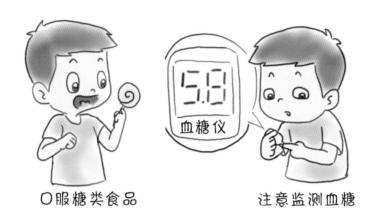

口服糖类食品   注意监测血糖

▲ 每 15 分钟监测一次血糖，如果血糖还低于 3.9mmol/L，可以再服一次糖类食品；如果高于 3.9mmol/L 可以进食淀粉或蛋白质类食物如牛奶、香蕉或三明治等。

最后提醒您注意：

▲ 长效胰岛素或磺脲类药物所致的低血糖不易纠正，建议自救后及时就医，可能需要长时间输注葡萄糖，还应在患者意识恢复后至少监测血糖 24～48 小时。

▲ 及时的、正确的治疗措施对于重度低血糖发作的抢救极为重要。糖尿病患者要经常进行血糖监测，避免低血糖的发生，同时要避免空腹或饥饿时剧烈运动，如果出现中重度低血糖，自救不缓解，应立即送往医院就医。

▲ 如果低血糖不明原因反复发作，也不要在家自行诊治，一定要去医院求助医生查明病因。

▲ 对于重度低血糖伴有意识障碍的患者要迅速拨打 120，送往医院进行紧急救治。

哈尔滨医科大学附属第二医院：蔡本志　李湘晖

急症用药必知
关键时刻能救命

1.4

遇到癫痫发作，您只会拨打120吗?

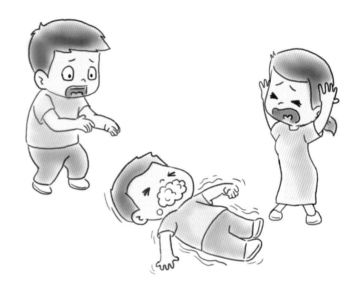

癫痫也就是老百姓常说的"羊角风"或"羊癫风"，是一种常见的神经系统疾病。在任何年龄、地区和种族的人群中都有发病，以儿童和青少年的发病率最高。虽说癫痫是一种慢性疾病，但急性发作时，尤其是出现大发作时，若不及时进行救治，甚至可能会危及生命。癫痫发作是不可预测的，如何安全有效地帮助患者，是我们迫切需要了解

的。癫痫虽然可怕，但多一点准备，便可以更好地保护您关心的人的安全。

癫痫急性发作的类型有很多，大发作是我们经常会看到的，患者发作时突然意识丧失，全身抽搐，大叫一声跌倒，口吐白沫、面色青紫，甚至大小便失禁等，这都是癫痫发作的症状。

第一篇
危及生命的急救用药

一、癫痫急性发作第一时间应该怎么做？

当遇到急性发作的癫痫患者时，不要惊慌，您能做的就是第一时间扶住患者，在周围无危险因素的环境中让其缓慢躺下、头偏向一侧，解开衣领，口腔内有假牙需及时取出，癫痫持续5分钟以上拨打120送医治疗。为什么要这么做呢？现在就给您细细道来：

▲ 缓慢躺下：癫痫发作时，患者基本已经丧失意识，在确保周围环境安全后应立即扶住患者，尽量让其慢慢躺下，防止跌伤，如头部着地，可能会造成头部外伤。

▲ 头偏向一侧，解开衣领：癫痫发作时呼吸道分泌物较多，误吸会阻塞气道，可能会造成呼吸困难；当患者躺下后，应将其头部偏向一侧，利于口腔分泌物的流出，解开衣领，保持呼吸道通畅。若患者戴有假牙，应及时取出，防止误吞。

▲ 不要着急拨打120：有的患者癫痫发作持续时间比较短，5分钟内会自行缓解，休息以后无大碍，在发作的这段时间内，您需要做的就是不要离开患者，避免其出现跌伤、窒息等，不

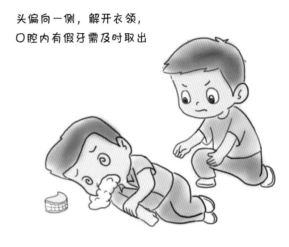

头偏向一侧，解开衣领，口腔内有假牙需及时取出

癫痫持续5分钟以上拨打120送医治疗

用着急拨打120；若患者发作持续时间超过5分钟，可能会导致脑部的缺氧或者其他症状，应立即拨打120，及时送医院进行规范救治。

若您的家里有癫痫患者，当他急性发作时不必惊慌，掌握以上几点操作，基本能转危为安。当患者的急性发作持续时间超过5分钟或者发作的情况比以往更严重时，要引起重视，立即拨打120送往附近医院进行治疗。

二、在急救时，这些做法不可取！

在急救时，操作不规范反而会陷患者于危险境地，下面这些做法是错误的，一定要避免。

✕ **试图用力去阻止抽搐的发作** 当抽搐发作时，患者的抽搐力度比较大，用力按住四肢或其他部位，可能会造成关节脱臼甚至骨折。

✕ **掐人中** 人们有时候会有一种误解，不管出于什么原因导致的昏迷或是抽搐，周围人的第一反应都是掐人中，这是不对的。因为没有证据显示掐人中可以终止癫痫发作，而且有可能会造成二次伤害，比如掐伤，所以不要在癫痫患者发作时掐人中。

✕ **随意往患者口中塞东西** 癫痫急性发作时，有人可能会将一些物品放置在患者的口腔内防止舌咬伤，比如毛巾、手绢等，其实这是不科学的。在发作早期，将柔软物品拧成麻花状，垫在上下门齿之间可能会避免舌咬伤；但当患者出现持续抽搐以后，强行往患者口中塞东西，可能会伤害患者的牙齿，所以在抽搐时不能随意往患者口中塞东西。

✕ **立即给患者喂水喂药** 有的家属看到患者急性发作，会想到给患者喂药，这是没必要的，因为口服的药物起效需要一定的时间，对于急性发作是无效的。

三、生活中避免癫痫急性发作要摒弃不良的生活习惯、按时服药

癫痫的治疗是一个漫长的过程，治疗的最终目标不仅仅是控制发作，更重要的是如何提高患者的生活质量。在生活中摒弃不良的生活习惯、按时服药，就可以有效降低癫痫的发作，那具体应该如何做呢？

▲ **摒弃不良的生活习惯** 不良的生活习惯是癫痫急性发作的诱因，应避免饮酒、吸烟、熬夜、疲劳、精神紧张压抑、暴饮暴食等不良的生活习惯，做到生活作息规律，保持乐观积极的心态。

▲ **按时服药** 漏服或不服用抗癫痫药物是癫痫控制不佳导致急性发作的又一大诱因。药物治疗最重要的一点就是一旦开始服药治疗，必须遵医嘱按时定量服药，不能自行增减药物剂量，只有这样才能有效地控制发作。

不良的情绪也会诱发癫痫的发作，切勿因患病而感到自卑、焦虑、抑郁或者羞耻。癫痫患者需要明确的是，癫痫并非不可治，多数患者经过科学规范治疗都可以得到良好控制，也有机会正常工作、生活、学习，可以跟普通人一样恋爱、结婚、孕育下一代等等，所以应该正确认识癫痫，避免因不良情绪诱发癫痫发作。在癫痫大发作之时，患者家人可以采取一些急救措施，要冷静，千万不要慌张，为患者争取治疗时间，并向医生提供一手资料，帮助医生及时准确地给患者采取治疗措施。

西安高新医院：吴 寅 李 娜

1.5

急性荨麻疹
也会要命！

日常生活中，如果突然出现皮肤瘙痒，搔抓后出现一片一片大小不一样的红斑，一会儿出现，一会儿又消失了，反复发作，很多人的第一反应就是，是不是过敏了？对的，这就是过敏了，但它有一个更专业的叫法——急性荨麻疹。皮肤表面出现大小不一的风团（也叫"风疙瘩"，可以理解为类似于水肿的红斑，有点红，又有点透亮，这些风疙瘩形状各异，可能会出现在身体的任何部位），并伴随瘙痒，这是典型的急性荨麻疹的症状。在大多数人的意识中，皮肤病大部分就是让人感觉到不适而已，最多让人难受但不至于会危及生命，可事实却往往相反。

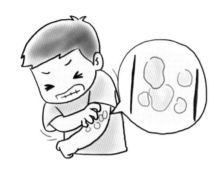

一、什么样的急性荨麻疹会要命？

急性荨麻疹并不少见，起病较急，一般会感觉皮肤瘙痒，瘙痒的部位很快出现大小不等的红色风团，呈圆形、椭圆形或不规则形状，可孤立分布或扩大融合成片。皮肤表面凹凸不平，数小时内水肿减轻，风团可变为红斑并逐渐消失，不留痕迹，皮损持续时间一般不超过 24 小时，但新皮损可此起彼伏，不断发生。

以上是急性荨麻疹的轻度普遍症状，但荨麻疹不仅仅是出现在皮肤的红斑、风团，它也可能出现在喉头、支气管、胃肠道等部位。因此当皮肤出现疹子，又出现恶心、呕吐、腹泻、腹痛、舌咽肿胀时，一定要及时去就近的医院就诊，有可能你这些部位也出"疹子"了。

尤其需要注意的是舌咽肿胀，医学上也叫"喉头水肿"，患者会出现呼吸困难甚至窒息，病情严重者可伴有心慌、烦躁甚至血压降低等过敏性休克的症状。因此，当出现急性荨麻疹并伴有吞咽困难、呼吸急促时，一定要及时就近就医，切不可为了追求大医院而错过最佳治疗期。医生会根据具体的病情给您进行相应的急救，比如注射给予适当剂量的激素，用来缓解您的肿胀不适。一定要记住切不可耽误病情。

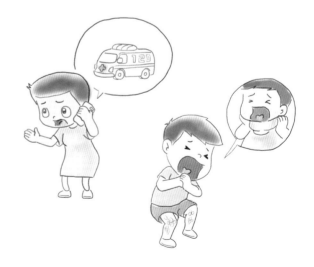

从三方面入手：避免不良刺激、缓解皮肤症状、抗过敏治疗！

▲ 避免各种可触发荨麻疹的因素　通常急性荨麻疹常可找到诱因，如对药物、日光、鱼虾类、蛋类、柠檬、芒果等过敏，有些患者在接触或者食用了以上物质时，会诱发荨麻疹的急性发作。所以，若明确了引起急性荨麻疹的诱因，应立即远离。

▲ 止痒治疗　急性荨麻疹发作时会出现皮疹并常伴随瘙痒，可使用炉甘石洗剂、止痒药物，如除湿止痒膏等涂抹于相关部位，减轻瘙痒症状，同时应尽量避免搔抓，否则皮肤破溃更易发生感染。

▲ 抗过敏治疗　急性荨麻疹其实是一种皮肤过敏反应，服用一些抗过敏药物可明显减少风团、红斑的数量和持续时间。不过药物的种类及剂型比较多，下表中列举了部分常见的抗过敏药物以及适用人群年龄，您可根据年龄选择适宜的药物进行治疗。

药名	年龄			
	2 岁以下	3~6 岁	7~12 岁	12 岁以上及成人
西替利嗪片	×	√	√	√
西替利嗪口服溶液 *	√	√	√	√
左西替利嗪片	×	√	√	√
左西替利嗪口服溶液	×	√	√	√
地氯雷他定片	×	×	×	√
地氯雷他定干混悬剂	√	√	√	√
氯雷他定片 / 胶囊 / 颗粒	×	√	√	√
依匹斯汀片	×	×	×	√
依巴斯汀片	×	√	√	√

注："√"为可选择，"×"为不可选择。
"*"不同厂家的该药物对 2 岁以下儿童能否使用有不同的规定，具体应参考药品说明书。

三、用药小贴士

▲ 孕妇、哺乳期妇女、2 岁以下儿童用药要慎之又慎　孕妇使用该类药物的临床安全性尚不明确，出于对"宝妈"和尚未出生的宝宝的安全考虑，应慎重使用，确需使用时应去医院专科就

诊，在医师评估利弊后再决定是否用药。由于部分抗过敏药物可通过乳汁排泄，所以哺乳期妇女慎用，在用药期间可暂停哺乳。2岁以下儿童脑发育不完全，应用此类药物可能会对脑神经有一些影响，且用药品种有限，可选择适用于2岁以下儿童的药物，如地氯雷他定干混悬剂。

▲ 服药期间，避免饮酒　服用抗过敏药物后，可能会出现困乏、倦怠等症状，用药后饮酒可能会使这些症状加重，所以用药期间应避免饮酒。

▲ 不能过量服药　过量使用抗过敏药物，会使中枢抑制作用加重，因为这类药物没有明确的解救药物，因此应按照常规剂量使用。若发生过量使用的情况后，比如出现嗜睡、昏迷，应立即就医，尽快洗胃，促进药物排泄。

▲ 用药疗程　对于急性荨麻疹没有具体的用药疗程，用药后应注意观察症状的变化情况，药物的用量及何时停药应遵医嘱，不可擅自停药，避免荨麻疹的反复发作。

若经过以上治疗，荨麻疹的症状仍反复发作，奇痒难耐，应及时到医院皮肤科就诊，通过专业的检查，进行更准确的治疗。

四、生活中如何避免急性荨麻疹的发生？

日常生活中，如果做到以下几点，将会降低发生急性荨麻疹的概率，您一定要牢记心间！

▲ 远离可疑过敏原：日常生活中，发现自己对某种食物（如牛奶、鸡蛋、芒果、鱼虾贝类等）或花粉过敏，应避免食用或与其接触。

▲ 饮食上应避免进食辛辣刺激类食物。

▲ 增强免疫力，适当锻炼身体。

▲ 开窗通风，保持室内外的卫生。

▲ 注意休息，避免熬夜，养成良好的生活习惯。

▲ 保持心情愉悦，避免不良情绪的影响。

西安高新医院：吴　寅　李　娜

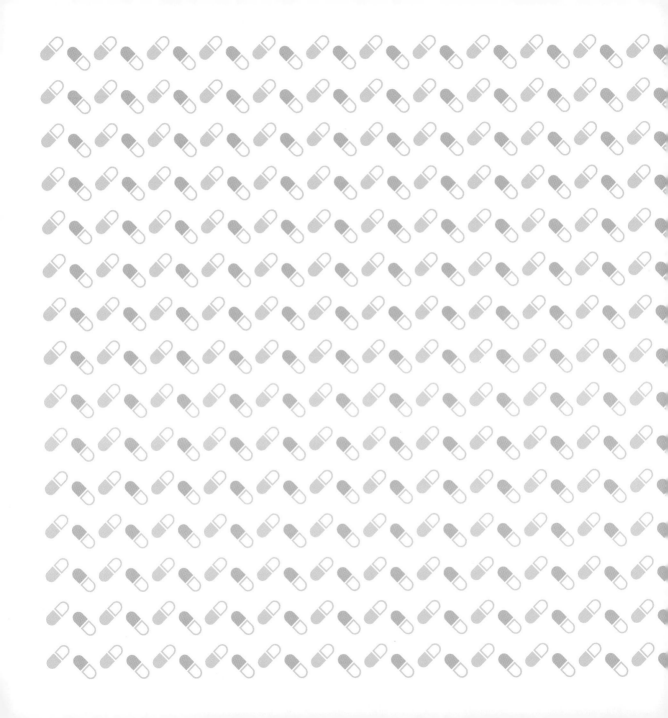

第二篇

急性疼痛
用药

2.1

牙痛可以用哪些药缓解？

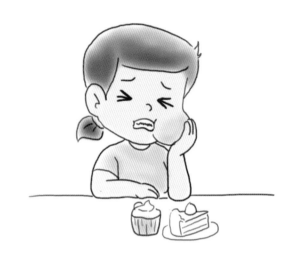

牙痛是因为牙齿表面被细菌感染，时间久了就出现了蛀洞，导致牙神经更容易被外界刺激，产生疼痛。如果这种牙齿的炎症不加以控制，感染会进展到口腔周围的软组织，表现为脸颊肿、眼眶下肿，甚至脖子都肿起来。如果肿胀发生在咽喉部，严重者会出现呼吸不畅，甚至会导致窒息而死亡。更可怕的情况是牙周细菌存在一定进入全身血液循环的概率，如果通过血液循环流入心脏，还会出现心脏内膜炎症，严重的心内膜炎是有致命风险的。因此牙痛是一种应该引起重视的疾病，万万不可掉以轻心。

一、牙痛时可以选择哪些药？

1. 甲硝唑

牙痛的原因大部分是由牙髓炎、根尖炎、牙周炎、牙龈炎、冠周炎等引起，通常都与厌氧菌感染有关，抗菌药物中甲硝唑能够抑制厌氧菌感染，所以通常可以服用甲硝唑来治牙痛和牙龈肿痛。

服用甲硝唑时需注意其副作用，其副作用表现为有些人吃药后会感觉恶心、腹部痉挛、便秘、口腔偶有明显的金属异味。更要注意的是服用甲硝唑期间千万不要饮酒，它会抑制酒精的代谢，可出现腹部不适、恶心、呕吐、面色潮红、头痛、味觉改变等严重的不适症状。

2. 双氯芬酸、布洛芬、对乙酰氨基酚

这些药属于解热镇痛抗炎药，这类药物解热镇痛疗效明显可靠，是缓解牙痛症状的常用药物，这类药物对临床常见的慢性钝痛、牙痛、痛经及产后疼痛等都具有良好的镇痛效果。其使用注意和不适用人群见下表。

药名	使用注意（口服制剂）	不适用人群
双氯芬酸	胃肠道溃疡患者禁用，活动性消化性溃疡出血患者禁用，使用阿司匹林后出现哮喘的患者禁用	孕妇哺乳期妇女<12月儿童
布洛芬	胃肠道溃疡患者禁用，活动性消化性溃疡出血患者禁用，使用阿司匹林后出现哮喘的患者禁用	孕妇哺乳期妇女<6月儿童
对乙酰氨基酚	病毒性肝炎患者禁用	<3月儿童

注意：布洛芬与阿司匹林不能合用！

很多心脑血管疾病患者会长期服用阿司匹林来抑制血小板聚集以降低冠心病、心肌梗死等

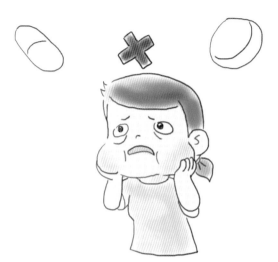

布洛芬与阿司匹林不能合用

风险，需要注意布洛芬与阿司匹林合用时，布洛芬可使阿司匹林的抗血小板聚集作用减弱，进而增加心血管事件发生的风险，因此服用阿司匹林时切记不要服用布洛芬进行镇痛治疗。

老年人常用阿司匹林预防心肌梗死及脑缺血发作，此时可以选用对乙酰氨基酚和双氯芬酸来镇痛，不会影响阿司匹林的抗血小板聚集作用。但因双氯芬酸具有较大的心血管风险，不可长期服用，对乙酰氨基酚通常不会增加心血管风险，故老年人推荐使用对乙酰氨基酚。

牙痛有许多民间的治疗方法,也就是常说的用偏方来治疗牙痛,如花椒塞牙洞、生姜止痛、味精止痛,甚至点穴大法等。有的时候这些方法可能会起效使牙痛减轻,但其实是牙神经发炎后慢慢坏死所致。不靠那些偏方,神经一样会慢慢失活不痛,但是并不意味着它未来就不会再痛,当牙根开始发炎的时候,就又会出现牙痛。而且,这种疼痛可能会更加漫长难治,有些还会导致牙齿松动、牙龈流脓等问题,甚至还需要拔掉坏牙。所以,牙痛的时候请勿相信偏方,尽早去正规医院寻求牙医的帮助,越早治疗效果往往越好。

牙痛虽然可以服用止痛药、抗生素来缓解痛苦,但这只是缓解,而不能根治牙痛。发现牙齿上的蛀洞之后,最快、最好的治疗手段就是去正规医院进行牙齿治疗,把坏的部分清理干净,用补牙材料补上。如果仅仅服用镇痛药物对症缓解疼痛而不从根本上治疗,蛀牙会升级成为牙髓炎,这时候就要进行根管治疗,把整个牙神经抽走。如果进展到牙髓炎还不积极治疗,那么不光牙痛程度会升级,牙齿内的感染还会迁延到牙根,出现根尖周炎,这个时候就只能拔牙才能远离牙痛了。

最后提醒您注意:遇到牙痛,请不要硬扛,也别指望吃药,这些都不能从根本上治愈牙痛。正确的做法是尽早去医院进行正规治疗,养成良好的生活习惯,饮食生活规律有序,避免烟酒熬夜、劳累受凉,规律漱口刷牙,才能彻底远离牙痛。

哈尔滨医科大学附属肿瘤医院:吴东媛 滕 雪

2.2

偏头痛如何选用
止痛药缓解？

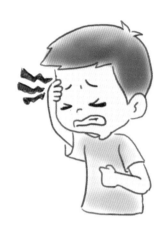

　　偏头痛是一种常见的慢性神经血管性疾病，表现为反复发作、一侧或双侧搏动剧烈的头痛（往往出现于一侧头部），发病时让人寝食难安，严重时还可能出现恶心、呕吐、畏光和畏声等表现，在日常生活中发作起来很是恼人。而且，长期的疼痛很容易造成焦虑、抑郁等共患病。偏头痛往往没有什么先兆，来得如闪电一样快，但迟迟不好。哪些因素容易诱发偏头痛？为了不影响工作和生活，偏头痛如何缓解比较好呢？

一、哪些因素容易诱发偏头痛？

　　1. 饮食因素　某些食物会引起机体内环境的变化，可能是导致偏头痛的原因。

　　▲ 酒精是一种最常见的诱发偏头痛的因素，偏头痛患者要严格限制饮酒量，更要避免酒精含量高的烈性酒（如伏特加）。

　　▲ 大量的咖啡因可以引发焦虑、抑郁以及头痛，偏头痛患者每日咖啡摄入量不要超过400mg（每杯咖啡大概含125mg咖啡因）。

　　▲ 味精可以触发偏头痛的发生，建议偏头

痛患者应尽可能减少加工食品的摄入，日常烹饪中也应减少味精的加入，要多吃新鲜蔬菜、水果和肉。

▲ 食用亚硝酸盐有时当天就会出现头痛，生活中应减少加工肉类食品如腊肉、香肠、火腿、午餐肉等的摄入。

2. 药物影响　口服血管扩张药、避孕药、激素替代类药等药物，以及频繁使用止痛药都易导致偏头痛。

3. 外界环境　气候变化及剧烈的天气变化在一定程度上也会诱发偏头痛。

4. 遗传因素　偏头痛有遗传的可能，约20%～60% 的偏头痛患者有家族史。

5. 内分泌和代谢因素　偏头痛患者女性多于男性，多在青春期发病，月经期容易发作，妊娠期或绝经后发作减少或停止。

6. 精神因素　精神心理压力大、情绪抑郁或情绪变化剧烈，过度紧张、过劳、情绪激动、睡眠过度或过少、月经等也可诱发偏头痛。

生活中诸如以上因素均有可能会诱发偏头痛，因此保持健康的生活方式，学会寻找和避免各种头痛的诱发因素十分重要。

二、偏头痛急性期发作如何用药？

偏头痛应根据个体严重程度进行相应治疗，或者先给予普通镇痛药，然后根据缓解程度进行调整，以下药物可以缓解您的偏头痛症状。

▲ 布洛芬、双氯芬酸、萘普生、阿司匹林它们均属于非甾体抗炎药，对于轻、中度的偏头痛发作和既往使用有效的重度偏头痛发作，可作为首选药物。

▲ 对乙酰氨基酚　本药可用于对阿司匹林或其他非甾体抗炎药过敏、不耐受或不适于应用上述者，3 个月以上婴儿及儿童也可应用。

▲ 多潘立酮、甲氧氯普胺　它们属于止吐和促进胃动力药物，不仅能治疗偏头痛伴随症状，还有利于其他药物的吸收和头痛的治疗。

▲ 其他药物　曲坦类药物、麦角胺类药物、苯巴比妥及阿片类药物等也能很好地治疗偏头痛，这些药需要咨询医生后按医嘱使用。

需要注意的是： 为避免出现药物过量性头痛，建议患者在 1 个月内单纯应用非甾体抗炎药不能超过 15 天，麦角胺类、曲坦类、非甾体抗炎药复合制剂不超过 10 天。

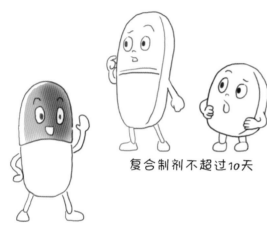

复合制剂不超过10天

单纯应用非甾体抗炎药不超过15天

▲ 生活质量、工作或学业受很大影响。

▲ 每月头痛发作频率在 2 次以上。

▲ 急性期药物治疗无效或患者无法耐受。

▲ 存在频繁、长时间或极度不适的先兆，或为偏头痛性脑梗死、偏瘫性偏头痛、基底型偏头痛亚型。

▲ 连续 3 个月每月使用急性期治疗 6～8 次以上。

▲ 偏头痛发作持续 72 小时以上。

如果存在以上问题，**预防性用药可以考虑大剂量维生素 B$_2$（每日 400mg）及辅酶 Q$_{10}$、氟桂利嗪、托吡酯、普萘洛尔及阿米替林**，这些药物对偏头痛的预防性治疗均有一定疗效。药物治疗应从小剂量单药开始，缓慢加量至合适剂量，同时注意副作用。

三、如何用药预防偏头痛？

一些患有偏头痛的患者存在这样一个疑问，在头痛不发作时，是否需要预防性地服用药物？是否需要长期服药？通常存在以下情况时应考虑使用药物预防偏头痛的发生：

四、是否有根治偏头痛的药物？

偏头痛是大脑功能紊乱导致的，具体的发病机制还没有完全弄清楚，找不到"因"就解决不了"果"，现在还没有一种治疗方式能根本解决偏头痛的神经功能紊乱问题，因此，彻底治愈偏头痛还只是一个传说。但是，正如治疗高血压和糖尿病一样，如果能够对偏头痛进行积极有效地治疗，不但可以避免其发展成慢性头痛，而且还会减少平时的发作，甚至长期不发作，患者的生活品质会大大提升。

偏头痛是目前无法根治但可以有效控制的疾病，我们需要在药物治疗的同时，通过生活方式的调整尽量控制其发生，同时各种非药物干预手段，包括按摩、理疗、放松训练、生物反馈、音乐疗法等，都可在一定程度上缓解头痛的症状。最后就是要注意规律饮食睡眠，保持心情舒畅，避免过度焦虑恐慌，这样便会减少偏头痛的发生。

哈尔滨医科大学附属肿瘤医院：吴东媛　滕　雪

2.3

痛经除了忍，还可以选用这些药来缓解

痛经是月经前后或月经期出现下腹部疼痛、坠胀、腰酸以及其他的不适，很多女性朋友来月经时都会有痛经的问题，严重时还会影响正常生活。疼痛多在月经来潮后开始，最早出现在经前12小时，以月经的第一天疼痛最为剧烈，持续2～3天后缓解。一般会感觉下腹部剧烈的绞痛，有些人还会感到腰痛、臀部或者大腿内侧疼痛，还有些人伴有恶心、呕吐、腹泻、头晕、乏力等症状，严重时还会面色发白、出冷汗。痛经对于女性来说每次都是一场噩梦，但不少女性在遭遇痛经时，总是一忍再忍，其实痛经是可以选择一些药物进行缓解的。

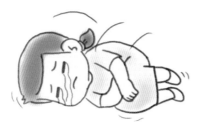

初级疼痛　　　中级疼痛

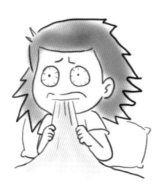

高级疼痛

1. 止痛药

很多女性都在承受痛经带来的痛苦,其实要想得到缓解并不困难,服用止痛药物是简单有效的方法,如布洛芬、双氯芬酸、酮洛芬、萘普生等这些非甾体抗炎药均是我们常用的止痛药。这类药物可抑制子宫内膜平滑肌的收缩,从而起到止痛的效果。这类药物在痛经发作难以忍受时或感觉要痛时服用均可,但所有药物均应在症状缓解后停用,因为此类药物长期服用会出现胃黏膜损伤、肝功能异常及凝血障碍等不良反应。有些女性担心服用这类药物会成瘾,其实这种担心是不必要的,这类药物产生成瘾性和依赖性的概率很小。

2. 短效避孕药

去氧孕烯炔雌醇片和屈螺酮炔雌醇片等口服避孕药,可以通过抑制排卵来减少月经血中前列腺素的含量,用于要求避孕的痛经妇女,疗效可达 90% 以上。但服用避孕药也存在着一些副作用,比如恶心、呕吐、经间阴道少量出血、体重增加、血栓风险增加等,所以还需在医生的指导下服用，不可盲目服用。

3. 硝苯地平

为钙通道阻滞剂，该类药能够松弛平滑肌，解除子宫痉挛性收缩，扩张血管，改善子宫供血，从而能够缓解疼痛。

4. 其他药物治疗

维生素 E 能促进生殖器官发育成熟，适用于青春期原发性痛经；维生素 B 能促进镁离子透过细胞膜，增加细胞内镁离子浓度，抑制子宫平滑肌收缩而缓解疼痛。降低外周血管收缩反应的药物如盐酸可乐定片，也可以使痛经缓解。另外，一直延用的缓解痛经药物还有延胡索乙素、阿托品、黄体酮、己烯雌酚等。

5. 中成药治疗

也有许多中成药可用于治疗痛经，痛经的女性应根据不同情况对症用药。如八珍益母丸、乌鸡白凤丸（口服液）、艾附暖宫丸、女金丹、得生丹、加味逍遥丸、七制香附丸、益母草膏、坤宝丸、五子补肾丸等。

二、痛经期间哪些药物不能吃？

不能吃的药物	原 因
维生素 K、氨甲环酸	能降低毛细血管的通透性，促使毛细血管收缩，使用后会引起经血不畅
华法林、肝素	抗凝血药可引起月经过多，甚至大出血，经期应避免使用
活血化瘀类中成药	增加出血风险，建议慎用
妇科感染的局部用药	月经期子宫黏膜充血，宫口开放，容易导致细菌感染

三、痛经不吃药怎么缓解？

1. 痛经期间——吃

经期忌食生冷瓜果及辛辣刺激性食品。另外，应减少食盐的摄入，多饮水排尿以避免水分在体内潴留，可减轻肿胀感。应摄入清淡易消化的食物，经期可以多吃纤维素含量高的食物，保持大便通畅，可避免因消化道剧烈蠕动而加重经期疼痛症状。

2. 痛经期间——喝

很多女生在经期有喝红糖水的习惯，尤其是痛经发生时更是寄希望于红糖水来缓解。红糖

95% 以上的成分为蔗糖，还含有维生素和微量元素，除了补充能量外，并无其他特殊的功效。喝红糖水缓解疼痛更多的是因为热水可以起到舒张血管的作用，有助于缓解痛经。另外，有很多人喜欢喝咖啡、茶、可乐等饮品，经期热饮有助于缓解痛经，咖啡和茶可适量饮用，可乐、雪碧等碳酸冷饮可能会加重痛经，应避免饮用。

3. 痛经期间——养

痛经时要静养，如需运动则要挑选合适的运动方式和强度，且运动时间不宜过长。适量运动除了可以放松心情，还可以促进血液循环、放松肌肉，提高疼痛耐受力和愉悦感，如若痛经剧烈则应尽量卧床休息。痛经期间衣着要保暖，忌涉冷水、游泳和剧烈运动。另外，足够的休息和睡眠、戒烟均对缓解疼痛有一定的帮助。

痛经有生理因素，也有心理因素。通过转移注意力，比如多做一些自己感兴趣的事，也会对缓解经期不适感有很大帮助。痛经期间不能随意乱用药，若必须使用时请在医生指导下使用。月经期间注意休息，加强营养，注意保暖，不过度精神紧张，保持精神愉快，加强睡眠，避免剧烈的运动，都可以有效减轻痛经。没有无缘无故的痛，痛经也有可能和某些妇科疾病有关，所以如果尝试了很多方法都无法缓解痛经，应该及时去妇科检查引起痛经的原因，以免耽误病情。

哈尔滨医科大学附属肿瘤医院：吴东媛　滕　雪

2.4

痛风急性发作如何止痛？

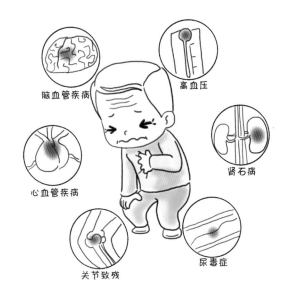

脑血管疾病

高血压

肾石病

心血管疾病

尿毒症

关节致残

痛风是一种以关节明显疼痛为特征的嘌呤代谢紊乱性疾病，常表现为急性发作性关节炎、痛风石形成、痛风石性慢性关节炎、尿酸盐肾病和尿酸性尿路结石等，严重时会诱发全身性疾病。现今社会，由于饮食结构和生活方式的变化，痛风在我国的发病率也显著增加。目前我国痛风患病率在1%～3%，男女比例为15：1，呈逐年上升、逐步年轻化趋势。有些人觉得痛风是小毛病，挺挺就好了，其实痛风的危害是非常大的。因为痛风不仅引起关节肿胀、疼痛，还会引起肾脏受累以及过早的动脉粥样硬化。医生的专业建议是尽早治疗，防止病症迁延不愈。而痛风急性发作时，及时和足量用药，是快速中止关节炎症的唯一有效手段，下面就快来了解一下吧。

一、吃什么药可以治疗痛风？

得了痛风应该及早、足量使用相应的药物，见效后药物可逐渐减停。治疗药物主要以镇痛、抗炎及缓解急性症状为原则，具体药物如下：

1. 塞来昔布、布洛芬、依托考昔、双氯芬酸

这些药物属于非甾体抗炎药，是针对急性痛风发作时的疼痛进行治疗的，这类药物属于对症治疗药物，长期使用可能会导致胃黏膜损伤，因此不宜长期或大量使用。

2. 秋水仙碱

秋水仙碱是治疗痛风急性发作的传统药物，对关节部位的炎症可迅速抑制。但长期应用会出现肾、肝、胃肠道等多种不良反应，在出现胃肠道恶心、呕吐等不良反应时应随时停药。

3. 糖皮质激素

上述两类药物应用无效或肾功能不全的患者需服用糖皮质激素，这类药物治疗急性痛风有明显疗效。但需注意该类药物停药时需加用小剂量塞来昔布、布洛芬或秋水仙碱。

二、是不是痛风好了就不用再吃药了？

痛风患者常有这样的想法，认为痛风没有发作，关节不痛时就可以不用吃药了，但事实上这是痛风治疗过程中的重大误区。痛风的患者，不应只关注关节是否疼痛，还应该着眼于长远的预防和控制。治疗间歇期应当坚持服用降尿酸药，如别嘌醇、非布索坦等抑制尿酸生成的药物，或者苯磺唑酮、丙磺舒、苯溴马隆等促进尿酸排泄的药物。这些药物都应该在急性发作停止至少2周后，从低剂量开始，渐渐加量。在使用降尿酸药物的同时，要服用低剂量非甾体抗炎药或秋水仙碱至少1个月，使急性关节炎复发得到预防。另外，应定期监测血尿酸水平，调整用药剂量，只有这样才能从根本上减少痛风性关节炎的发作。

三、痛风人群的食谱有哪些注意？

很多痛风患者在饮食方面都存在顾虑和误区，认为得了痛风所谓的大鱼大肉、山珍海味从此就告别了，能少吃就少吃，才能保证痛风不发作。那么究竟该怎么吃才能保证营养充足又减少

痛风急性发作的次数呢？

1. 建议避免的食物

最主要的是避免食用高嘌呤含量的动物性食品，如肝脏和肾脏等动物内脏，贝类、牡蛎和龙虾等带甲壳的海产品及浓肉汤等。对于急性痛风发作、药物控制不佳或慢性痛风石性关节炎的

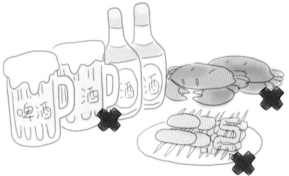

酒精及酒精类饮料和高嘌呤物质

患者，还应禁用含酒精饮料，尤其是啤酒和白酒。因为酒精的摄入会影响尿酸的排泄，并且酒类饮品本身就含有高嘌呤物质。

2. 建议选择的食物

痛风患者饮食应当均衡，根据我国发布的《高尿酸血症与痛风患者膳食指导》，提出以下饮食建议：

▲ 脱脂或低脂乳类及其制品：每日 300ml。

▲ 蛋类：鸡蛋每日 1 个。

▲ 足量的新鲜蔬菜：每日 500g 或更多。

▲ 鼓励摄入引起血糖变化小的谷类食物。

▲ 充足饮水（包括茶水和咖啡等），每日至少 2 000ml。

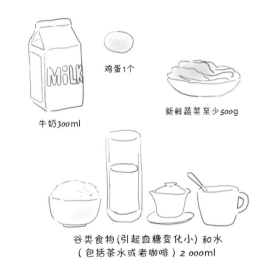

牛奶300ml　　鸡蛋1个　　新鲜蔬菜至少500g

谷类食物(引起血糖变化小) 和水
（包括茶水或者咖啡）2 000ml

3. 饮食上的常见误区

（1）豆类和豆制品为高嘌呤食物，痛风患者不能吃。

痛风患者鼓励进食新鲜蔬菜、低脂或脱脂

奶、鸡蛋等食物，可适量摄入豆类及豆制品。豆类尤其是豆制品，通常不会引起血尿酸水平升高，还可能有降低血尿酸的作用。因此，痛风患者可以适量摄入豆类和豆制品。

（2）水果、蔬菜、果汁为低嘌呤食物，痛风患者可以随便吃。

一些蔬菜其实含嘌呤是很高的，如莴笋、菠菜、蘑菇、菜花等。一些研究显示，富含果糖或甜味剂的饮料和果汁也可能诱发痛风，痛风患者可食用含果糖较低的新鲜水果，如樱桃、草莓、菠萝、桃子等。因此，痛风患者在食用蔬菜、水果、果汁、饮料时应有所选择并控制食用量。

对于痛风患者，有效控制痛风的急性发作及预防再次发作是总体原则，坚持服用降尿酸药物，定期监测血尿酸水平，生活上做到禁酒、戒烟、防止剧烈运动或突然受凉、限制甜味饮料、控制体重，远远比控制摄入含嘌呤高的食物更重要。痛风急性发作时，硬扛肯定不是最好的选择，只有及时足量用药，才能减少总的用药剂量，真正减少药物的副作用，保护患者的身体健康，提高生活质量。而积极降尿酸，避免痛风的发作诱因，减少痛风的急性发作次数，才是减轻止痛药副作用的终极措施。

哈尔滨医科大学附属肿瘤医院：吴东媛　滕　雪

第二篇
急性疼痛用药

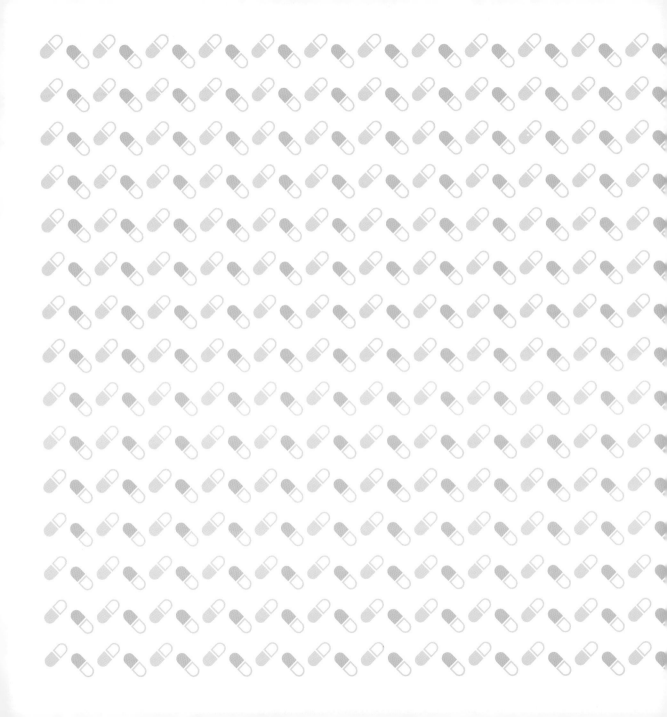

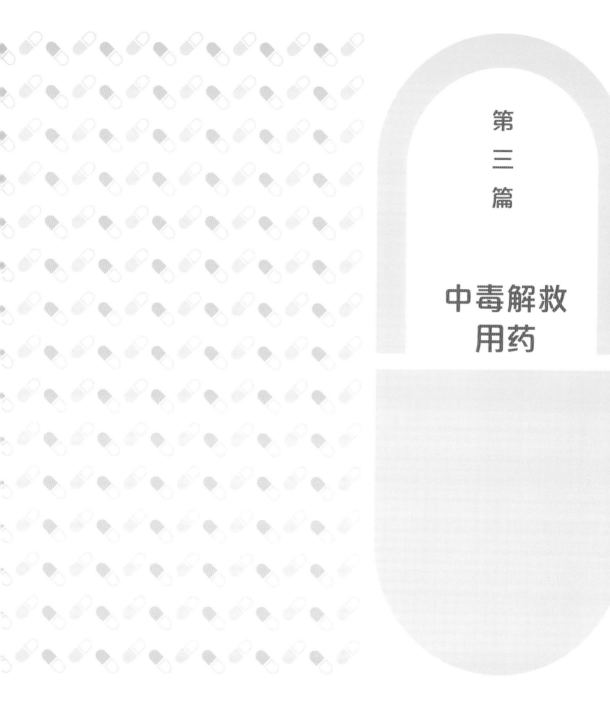

第
三
篇

中毒解救
用药

3.1

误服药物
如何解救?

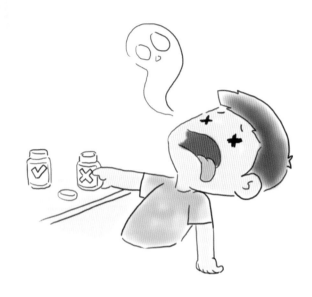

大多数人都认为误服药物是孩子发生的事情,也确实如此。经数据统计,大部分误服药物的人群年龄分布主要集中在儿童。儿童误服药物已经成为社会上一个值得密切关注的问题,而且近年来此类情况有增无减,可见很多家庭对这个问题的重视程度还远远不够。除儿童会误服药物外,当今社会人们生活节奏加快,由于忙乱、粗心等原因也常导致成人误服药物。当误服药物时,不要过度紧张,无论是孩子的看护人还是误服药物的人,首先要弄清楚吃的是什么药物。如果搞不清楚,就要将装药品的瓶子或者误服药物者的呕吐物,一并带往医院检查,然后根据误服药物的不同类型来采用相应的措施,积极进行自救与互救。

1. 误服了一般药物，如维生素类药物、感冒药、胃病药、降压药、消炎药、保健药等，通常问题不大，只需大量饮水使这些药物稀释并大部分从尿中排出或将其呕吐出来即可，也可导泻使之排出。

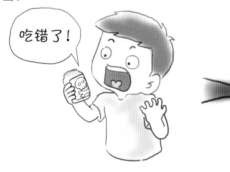

2. 对于误服安眠药、有机磷农药的患者，可让其大量饮用温水，然后用手指或筷子等刺激舌根来催吐。让中毒者大量饮水并反复催吐，可以减少毒物的吸收，同时还要密切观察患者的意识并保持其呼吸道通畅。如果患者经过催吐，呕吐物已为澄清液体时可通过喝适量牛奶来保护胃黏膜；如呕吐物中发现血性液体则提示可能出现消化道或咽部出血，应暂时停止催吐。催吐必须

及早进行，若误服药物时间超过三四个小时，药物已进入肠道，催吐也就失去了意义。

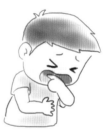

对于有机磷农药中毒，催吐解毒的同时应立即送往医院急救。医务人员一般会选择特效解毒剂解磷定和氯磷定，此外还可与阿托品二药合用。在清除经口而入的毒物时，医生采取的操作除催吐和洗胃外，还需要导泻或洗肠，使进入肠道的毒物尽快排出，减少毒物吸收。

3. 误服了灭鼠药等毒性或腐蚀性均较强的药物时，原则上应立即去就近医院进行抢救。如果医院离家较远，在呼叫救护车的同时需要进行现场急救，主要是立即催吐，催吐的目的是尽量

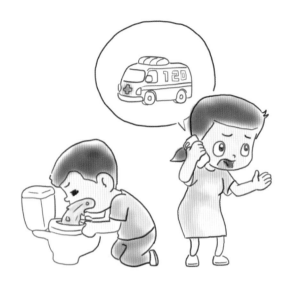

丁脲、保泰松、华法林钠、普萘洛尔、氯丙嗪、双氯西林、甲氨蝶呤、苯妥英钠等。这些药物可增加正在服用的其他药物在血中的浓度，易产生毒性，此时需考虑用血液透析来促进已吸收药物的排出，减少中毒的发生。血液透析可清除以下药物：①镇静、安眠及麻醉药；②醇类；③解热镇痛药；④抗生素；⑤内源性毒素等。

二、怎样避免家人误服药物？

对于孩子误服药物，任何的补救措施都只是尽力弥补，家长更应该将精力放在杜绝这样的事情发生上。不管是由于看护人安全意识差随意放置药品，还是看护人疏忽或者根据自己的经验自行调整给孩子的用药剂量，这些导致孩子误服药物的情况，其实都是可以避免的。避免孩子误服药物要做到以下几点：

▲ 药品存放在比较高的地方，离孩子越远越好。

▲ 成人服药时尽量不要让孩子看到，以免孩子模仿。

▲ 家长给孩子用药前应仔细阅读说明书，

排出胃内的误服药物，减少其吸收。

4. 对于已昏迷的患者和误服汽油、柴油等石油产品的患者不能进行催吐，以防发生窒息。

5. 对于误服强酸、强碱化学液体的患者，不可给予清水及催吐急救，而是应该立即给牛奶、豆浆或鸡蛋清等服下，以减轻酸碱性液体对胃肠道的损伤。

6. 对于误服了大量与血浆蛋白结合率较高的药物所致的中毒，需要去医院进行紧急救治。与血浆蛋白结合率较高的药物有地西泮、甲苯磺

多增加用药科普知识，看好剂型和单次用量。

▲ 为防止成人误服，可将长相相似或者容易混淆的重要药物做明显标记，让服药者一眼就可以识别是哪种药物。

▲ 如果家长发现孩子误食了药物，需要立即从孩子嘴里把残留的药物抠出来，并把孩子误食药品的药瓶、药盒、包装、说明书、残留物收集起来，带到医院。

▲ 如果孩子的衣物、鞋子等浸上了药物，应马上脱掉，避免药物从皮肤再次摄入。

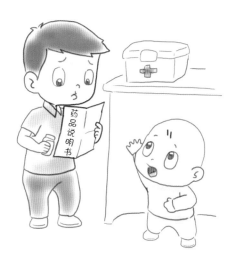

三、误服药物昏迷后的救治

对于误服药物后意识丧失的患者，应注意其瞳孔、呼吸、脉搏及血压的变化。如患者呼吸、心跳停止，应立即拨打 120，然后进行心、肺、脑复苏。

▲ 使患者去枕平卧于硬的平面上，按压两乳头连线中点，使胸骨下陷 5～6cm，100～120 次 / 分。

▲ 及时除去鼻腔和口腔中的异物并打开气道，捏紧鼻子进行口对口人工呼吸，按压与人工呼吸比为 30：2。

经现场抢救后，在医护人员的密切监护下，根据病情迅速而安全地转送至附近医院或有关医院进一步抢救与处理。

误服药物后早期的急救处理可减轻药物对机体的毒性作用，特别是误服一些腐蚀性较大的药品时作用更明显。如果不做这些初步处理，单纯等待送医院，就会耽误救治，比如有些药物会对胃肠道产生腐蚀作用，使食道受腐蚀变得狭窄，导致患者进食困难。所以，早期紧急处理一定要重视，在患者经过早期应急处理后，立即送医院急救。此时，应记住将装药品的瓶子或者误服药物者的呕吐物带上，供医生参考。

哈尔滨医科大学附属第二医院：蔡本志　许世伟

3.2

食物中毒怎么解救？

俗话说："民以食为天"，随着饮食营养知识的不断普及，老百姓对农药残留、食品添加剂等问题的关注度大幅提高，但有一类食品安全问题却经常被大家忽视，那就是食物中毒。其实，食物中毒的危险程度一点都不小，它给人体带来的危害远不止拉肚子那么简单，还可能引发脱水、休克而危及生命。那么，哪些食物中毒可以在家里自行处理，而又有哪些情况一定要去医院呢？

传染源和传播途径：

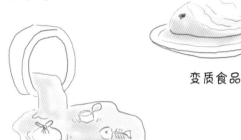

变质食品

污染水源

不洁手、餐具和带菌苍蝇

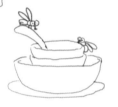

一、食物中毒的表现有哪些？

食物中毒是指食用了被有生物性、化学性有毒有害物质污染的食品或者食用了含有毒有害物质的食品后出现的急性、亚急性食源性疾病，也就是说食用了不利于人体健康的物质而导致的急性中毒性疾病。食物中毒通常都是在不知情的情况下发生的，变质食品、污染水源是主要传染源，不洁手、餐具和带菌苍蝇等是主要传播途径。

导致食物中毒的原因不同，因此症状各异，主要表现为上吐、下泻、腹痛为主的急性胃肠炎症状，严重者可因脱水、休克、循环衰竭而危及生命。

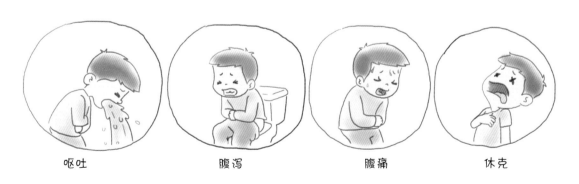

呕吐   腹泻   腹痛   休克

食物中毒一般具有以下特征：

▲ 发生时间快速且比较集中，一般由几分钟到几小时不等，爆发突然，来势凶猛，很快形成高峰，呈爆发流行。

▲ 患者多以急性胃肠道症状为主，包括恶心、呕吐、腹痛、腹泻等，往往伴有发热。

▲ 发病与食用某种食物有关，患者及家属在近期同一段时间内都食用过同一种"有毒食物"，停止食用该种食物后很快不再发病。

▲ 食物中毒绝大多数发生在 7~9 月。同时，食物中毒有明显的季节性，夏秋季多发生细菌性和有毒动植物食物中毒；冬春季多发生肉毒中毒和亚硝酸盐中毒等。

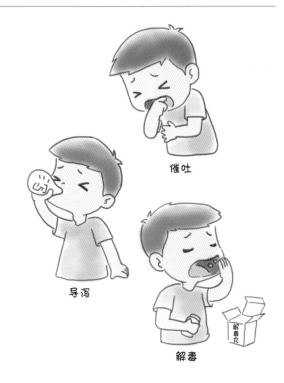

催吐

导泻

解毒

二、发生食物中毒了应该怎么办？

关键词：催吐—导泻—解毒。

一旦发生食物中毒，应冷静地分析发病的原因，千万不能惊慌失措，应送往医院进行积极救治。针对引起中毒的食物以及服用的时间长短，现场可及时采取如下应急措施：

1. 催吐

如果服用时间在 1～2 小时内，可使用催吐的方法。立即取食盐 20g 加开水 200ml 溶化，冷却后一次喝下，如果不吐，可多喝几次，迅速促进呕吐。

也可用鲜生姜 100g 捣碎取汁用 200ml 温水冲服。如果吃下去的是变质的荤食品，则可服用十滴水来促使迅速呕吐。还可用筷子、手指等刺激咽喉，引发呕吐。

这些方法无效时，应去医院进行药物催吐，医院常用的主要催吐药物有：

（1）**阿朴吗啡－中枢性催吐药：** 阿朴吗啡直接刺激延脑催吐化学感受区，使呕吐中枢兴奋，从而产生催吐作用。

（2）**硫酸锌－反射性催吐药：** 该类药能刺激胃黏膜，反射性地作用于呕吐中枢而进行催吐。

2. 导泻

如果患者服用食物时间较长，一般已超过2～3小时，而且精神较好，则可服用一些泻药，促使中毒食物尽快排出体外。

常见的泻药如下：

（1）**硫酸镁、硫酸钠：** 一般空腹应用，并大量饮水，2~8小时即发生泻下作用，排出液体性粪便。因导泻作用剧烈，主要用于排出肠内毒物及服用某些驱肠虫药后需快速清洁肠道的患者。

（2）**乳果糖：** 一次10ml，一日3次。该药在小肠内不被消化吸收，可用于导泻。该药进入结肠后被细菌代谢成乳酸等，可进一步提高肠内渗透压，也有轻泻作用。

（3）**液体石蜡：** 为矿物油，不被肠道消化吸收，产生滑润肠壁和软化粪便的作用，使粪便易于排出。

（4）**开塞露：** 一次1支，药物挤压入直肠后，用清洁棉球按住肛门1～2分钟，由于该药的高渗压刺激肠壁引起排便反应，并有局部润滑作用，一般5～15分钟可以排便。

对老年体质较好者，也可采用番泻叶15g一次煎服，或用开水冲服，也能达到导泻的目的。

在使用上述导泻药时要注意以下几点：

▲ 不可自行长期、连续服用各种泻药。

▲ 合理安排服药时间：应该在睡前使用，第二天早餐后即可排便，符合生理规律。

▲ 根据不同情况选择不同类型的泻药。如食物中毒后排出可选择硫酸镁、硫酸钠等盐类泻药。

▲ 对于老年人、孕妇或月经期妇女不能使用作用强烈的泻药。

3. 解毒

除了上面说到的催吐和导泻等处理方法外，针对特定食物中毒还有一些简单有效的解毒方法。如果是吃了变质的鱼、虾、蟹等引起的食物

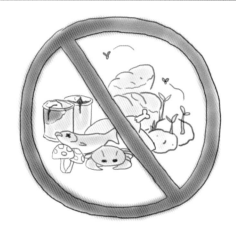

中毒，可取食醋 100ml 加水 200ml，稀释后一次服下，若是误食了变质的饮料或防腐剂，最好的急救方法是用鲜牛奶或其他含蛋白的饮料灌服。

三、防止食物中毒，烹饪食物要注意哪些问题？

▲ 按照食品的保存特点及要求进行储存，冷藏食品应保质、保鲜，动物食品食用前应彻底加热煮透，隔餐剩菜食用前也应充分加热。

▲ 生、熟食品应分开放置。

▲ 烹调时要生熟分开，切过生食的菜刀、菜板不能用来切熟食，避免交叉污染。

▲ 腌制品及罐头食品，食用前应煮沸 6～10 分钟，充分杀菌。

四、防止食物中毒，哪些食物不要吃？

▲ 不吃变质、腐烂的食品。

▲ 不吃被有害化学物质或放射性物质污染的食品。

▲ 不生吃海鲜、河鲜、肉类等。

▲ 不食用病死的禽畜肉。

▲ 不吃毒蘑菇、河豚、生的四季豆、发芽土豆、霉变甘蔗等。

哈尔滨医科大学附属第二医院：蔡本志　许世伟

3.3

酒精中毒怎么解救?

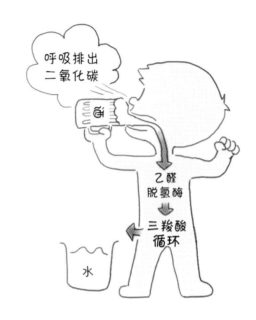

中国的酒文化博大精深，朋友相聚，恰逢年节，任何喜事都值得再来一杯，伤心难过的时候也可借酒消愁，更有文人墨客酒后留下千古名篇。酒过三巡，菜过五味，美酒虽好，可不要贪杯啊！虽然生活中这样的提示很多见，但贪杯的现象仍时有发生，饮酒过量就会引起酒精中毒。那么，喝到什么程度就是酒精中毒了，遇到酒精中毒时我们该怎么处理呢?

酒精中毒分为慢性中毒和急性中毒，慢性中毒往往是不能控制的长期过量饮酒；急性中毒即常说的醉酒，通常为一次摄入酒精过量引起的。吸收入体内的酒精主要经乙醇脱氢酶转化为乙醛，乙醛通过乙醛脱氢酶转化为乙酸，最后代谢为二氧化碳和水而排出体外。过量酒精主要损害人的神经系统，使神经系统功能紊乱和抑制，严重中毒者可因呼吸循环被抑制而死亡。

第三篇
中毒解救用药

一、酒精中毒的过程是怎样的?

了解酒精中毒的症状表现渐进过程，可以帮助大家判断什么时候就不能继续饮酒了，什么时候就已经酒精中毒了。

第一阶段：兴奋期

这一阶段饮酒者会感到兴奋、开心，不自觉话变多，情绪不稳，行为易激动。这时就要注意不要再继续饮酒了，通过卧床休息即可恢复。

第二阶段：共济失调期

这一阶段饮酒者会出现感觉迟钝、听力下降，语无伦次、含糊不清，说话声音也相应提高；肌肉运动不协调，动作看起来笨拙，走路不稳；恶心、呕吐。这时应对饮酒者做出安全防护，注意营造安全环境，对饮酒者进行简单救治。

第三阶段：抑制期

此阶段饮酒者会有较深的意识障碍，如昏睡、昏迷、面色苍白、皮肤湿冷、体温降低、血压升高、心跳异常、呼吸变缓、二便失禁。这时若不及时就医，就很有可能导致饮酒者死亡。

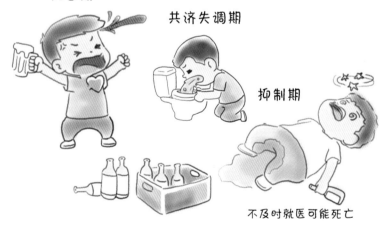

兴奋期

共济失调期

抑制期

不及时就医可能死亡

二、遇到酒精中毒我们该如何处理?

轻度酒精中毒,即患者症状表现处于第一、第二阶段时不需治疗,让醉酒的人卧床休息,可适量饮用些糖水或蜂蜜水,促进其体内酒精尽快排出体外。饮酒后发生呕吐且神志不清的,应让醉酒者采取侧卧位,以防止呕吐物吸入气管阻塞呼吸道。此外,醉酒的人因皮肤血管扩张出汗,若受风易着凉,故应注意保暖。2小时内如脉搏、呼吸在正常范围,可注意监护,不用送至医院,经充分睡眠后次日可自愈。

严重酒精中毒者应迅速送医院。由于酒精吸收迅速,催吐、洗胃和活性炭一般不适用于单纯酒精中毒者。

三、解酒药该不该吃?

有时醉酒后第二天还要正常工作,想尽快缓解酒后症状,服用解酒药可以快速解酒吗?市面上的解酒药种类繁多,有片剂、胶囊剂、口服液等多种剂型,但值得注意的是,国家药品监督管理部门目前没有批准过任何一种解酒药。

很多所谓的"解酒药"的成分主要是兴奋剂、维生素与氨基酸等,可提供一些安慰和缓解头痛的作用。有些人服用解酒药后声称确实不易醉,这是因为药品中添加了利尿剂、兴奋剂、激素成分所致,服用后在短期内可让人感到清醒、代谢快,但长期、频繁服用将伤及身体。并且这些药有时会掩盖酒精的中毒症状,若因此而导致延误就医,甚至可危及生命。有些药物宣传可保护肝脏,其实不然,大多数药物都是通过肝脏代谢,解酒药也不例外,服用解酒药反而可能加重对肝脏的负担,导致肝损害。因此,日常生活中我们不要自己当"医生"随便吃些所谓的"解酒药"。

四、注意: 这些药物与酒同服会导致"中毒"!

常说"酒后不吃药,吃药不喝酒",但是很多人不当回事。事实上酒精与多种药物有相互作用,有些甚至是危及生命的。但有时因个体差异、服用药物量、饮酒量等差异,有的人异样症状表现不明显。切不可因为别人没事,而拿自己的身体开玩笑。

1. 降压药

因酒精有舒张血管的作用，若再服用降压药便易出现低血压，严重者可能会出现低血压休克等现象。

2. 降糖药

酒精代谢过程中会伴随发生半乳糖耐量减低的复杂生理变化，易发生低血糖。若患者饮酒前服用降糖药，会导致血糖进一步降低，严重者还有可能引起低血糖性休克。低血糖症状表现为心慌、出汗、无力，甚至可出现烦躁、意识不清，此症状易被误认为是醉酒，不予处理，最终会导致严重低血糖的发生，甚至可能会导致脑组织不可逆的损害，危及生命。

3. 安眠药

酒精会加重安眠药的镇静药果，引起严重的困倦和眩晕，甚至导致呼吸抑制而危及生命。

4. 头孢类抗生素

无论是吃了头孢类的药物，还是打了头孢类的消炎针，再喝酒，就会出现"双硫仑样反应"。主要表现为胸闷、气短、喉头水肿、口唇发绀、呼吸困难、心率增快、血压下降、眩晕、头痛、恶心、幻觉，甚至发生休克。

5. 其他药物

其实很多药物都会和酒精发生作用，像治疗关节炎的药物塞来昔布，服用后喝酒，会引起溃疡、胃出血、肝损伤等。还有解热镇痛类药物，如阿司匹林、对乙酰氨基酚等，这类药对胃黏膜有刺激，可损伤胃黏膜。

一般而言，饮酒与服药间隔一周较为安全，因此千万注意药物与酒不能同期服用。在某些情况下，酒精与药物同服非常危险，甚至是致命的。尤其是老年人，同时喝酒吃药的风险更高，因为老龄化会减慢人体分解酒精的能力。而且酒本身也会导致死亡，纯酒精的致死量：婴儿为6～30ml，儿童约为25ml，成人为250～500ml，成人引起中毒的纯酒精剂量个体差异较大，一般为70～85ml。

世界卫生组织早已把酒精列为一级致癌物，因此一般情况下都不建议饮酒。但偶尔小酌可以解忧、助兴，就像不健康的"垃圾食品"少量摄入也是没有问题的，但是一定要注意适量和适时，不要让它给我们带来不必要的烦恼，甚至夺走我们的生命。

哈尔滨医科大学附属第二医院：蔡本志　刘秋爽

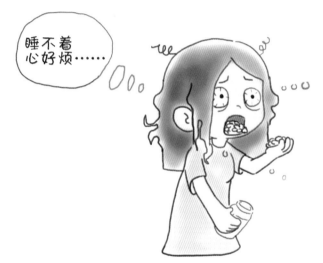

3.4

镇静催眠药吃多了怎么解救？

当今社会，人们面临各方面压力，常受失眠困扰。失眠症分为入睡困难、睡眠浅易惊醒、多梦和早醒等。正确的使用镇静催眠药有助于患者改善睡眠，缓解焦虑。但值得注意的是，镇静催眠药对中枢神经系统、呼吸中枢与血管运动中枢均有抑制作用，过量则可致中毒，导致呼吸衰竭和循环衰竭而死亡。误服、有意自杀或被人投药导致的过量摄入都可引起镇静催眠药中毒。如何第一时间判断服用药物过量？身边人发生误服或遇到有意自杀者我们该如何处理？

一、常见的镇静催眠药有哪些？

目前市面上的镇静催眠药种类颇多，针对不同类型的失眠，有短效、中效、长效三类催眠药。对于入睡困难者，可选用起效快的短效类药物，如佐匹克隆、扎来普隆、唑吡坦等，服用后可助快速入睡，第二天起床没有"酒醉"的感觉；持续睡眠困难、噩梦较多的失眠者，可选用短效或中效类药物，如艾司唑仑等，服用后可缩短入睡时间，且有助于深度睡眠；对早醒的失眠患者，适合中效或长效类药物，如地西泮、氯硝西泮等，以延长总睡眠时间。

二、镇静催眠药吃多了会怎么样？

1. 出现神经系统症状，表现为嗜睡、神志恍惚、言语不清、瞳孔缩小、共济失调，严重者可出现昏迷、肌腱反射减弱或消失。

2. 出现呼吸与循环系统症状，表现为呼吸减慢或不规则，严重者可出现呼吸浅慢甚至停止。

3. 其他表现，主要有恶心、呕吐、便秘、皮肤湿冷、脉搏细速、发绀、尿少、血压下降甚至休克。

三、镇静催眠药中毒后应怎么解救？

若是由于服药疗程过长，或对某类药物不耐受而出现上述症状时，应立即停药，并注意休息。若因误服或单次剂量过大，时间不超过两小时且患者意识清醒时，可用压舌板或筷子等物催吐。并建议以水洗胃，即催吐后喝些温开水，然后再进行催吐，反复数次，直至患者吐出物为清水，且不再带有药味为止，必要时就医处理。

遇自杀等故意服用大剂量镇静催眠药者，要第一时间拨打120，并寻找患者残留的药品，判断患者服用药物的剂量和时间，以便医生急救时进行对症应用解救药。 在等待救援过程中，若

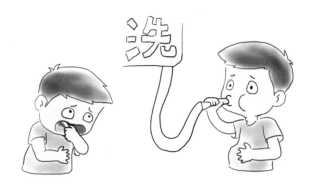

急症用药必知
关键时刻能救命

发现患者服药时间小于 6 小时，且患者有意识可配合操作，可对患者进行催吐和清水反复洗胃。催吐和洗胃过程要保证患者呼吸道畅通，如保持平卧，解开领口，尽量少搬动患者头部，及时清除患者鼻内的分泌物。

四、如何尽可能地减少镇静催眠药中毒？

▲ 加强对镇静催眠药的保管，应放在儿童不易接触到的地方。

▲ 每次服用时仔细辨别药品名称和使用剂量，避免误用和过量。应用时从小剂量开始服用，逐渐小量增加，定期到医院进行肝、肾功能的检查。

▲ 评估自身情况，是否适合吃这类药。如上所述，镇静催眠药种类很多，若没能正确评估自身症状，很容易吃错药。因镇静催眠药有长效和短效之分，若患者服用的是长效药，但因其起效可能较慢，吃后仍睡不着，就再次服用，这时就会导致中毒。

▲ 酒后不能吃该类药，酒精和该类药物都有抑制中枢神经的作用，一起服用会出现中枢神经过度抑制而造成伤害。

▲ 服药后第二天白天可能会出现困倦、嗜睡、头晕等症状，这时要避免开车，对于高空作业的人更要注意，以免发生事故。

生活中可能会遇到各种不如意，不少人受到失眠的困扰，长时间的失眠状态会对身体、工作、精神、学习造成不良影响，这种亚健康状态会严重影响我们的生活质量，正确合理地使用镇静催眠药，会让我们获益。但同时我们要正确对待镇静催眠药的作用，调整好自己的心态，一旦有轻生念头及时向朋友倾诉或找心理医生咨询，切不要将"良药"当"毒药"。

哈尔滨医科大学附属第二医院：蔡本志　刘秋爽

3.5

有机磷农药中毒怎么解救？

有机磷农药是我国使用量最大、最广泛的杀虫剂。在医院的急诊科，经常会碰到农药中毒的患者，有的是误服的，有的是防范不到位造成的。每年全世界有数百万人发生急性有机磷农药中毒，其中约有30万人死亡，且大多数发生在发展中国家，这个数据令人触目惊心。怎么发现身边人是误服有机磷农药中毒了，有哪些症状？又如何急救呢？

一定量的有机磷农药在短时间内进入机体，可迅速引起身体不适，产生一系列症状，甚至危及生命，这种农药误服后一般有以下几大症状：

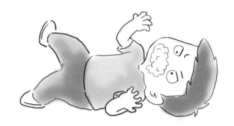

口吐白沫、面色苍白、烦躁不安

▲ **口吐白沫** 早期症状多为腺体分泌增强、平滑肌痉挛、瞳孔缩小、心血管抑制，还可以有恶心、呕吐、呼吸困难等。严重时可引起大小便失禁、瞳孔缩小、视力模糊等。

▲ **面色苍白，心率增快** 除此之外，还包括皮肤血管收缩、血压增高，早期可出现手脚颤动，晚期可出现因呼吸肌麻痹而致死。

▲ **烦躁不安** 言语不清、意识障碍、抽搐及昏迷。严重时可发生脑水肿而死亡。

▲ 其他　如中毒性肝病、急性坏死性胰腺炎、中毒性神经损害等。

二、有机磷农药中毒如何救治？

出现上述症状后，除了及时拨打 120 外，我们最关心的是在救护车来之前我们还能做些什么。具体救治措施如下：

1. 迅速清除毒物

▲ 接触中毒者：立刻离开现场，脱去污染的衣服，用肥皂水清洗污染的皮肤、毛发和指甲。

▲ 口服中毒者：用清水、2% 碳酸氢钠溶液（敌百虫忌用）或 1∶5 000 高锰酸钾溶液（对硫磷中毒忌用）反复洗胃，直至洗清为止，然后再给硫酸钠导泻。

▲ 眼部接触：可用 2% 碳酸氢钠溶液或生理盐水冲洗。

在迅速清除毒物的同时，应争取时间及早送去医院，以缓解中毒症状挽救患者生命。

2. 解毒药物　以下解毒药物有可能是医生会给中毒者使用的，包括：

（1）碘解磷定和氯解磷定。此外，常用的药物还有双复磷和双解磷等，重度中毒患者要肌内注射。

（2）阿托品。用药原则是及时、足量、重复给药，直到达到"阿托品化"，再逐渐减量或延长给药间隔。

（3）盐酸戊乙奎醚注射液。是新型高效、低毒的药物，治疗中毒许多方面优于阿托品。

3. 维持生命体征　包括测量血压、体温、呼吸和心率，用来评估生命活动是否存在及其质量好坏，为治疗原发病赢得时间。

三、有机磷农药中毒紧急救治后还要做哪些事？

1. 日常护理　密切观察患者病情，防止病情反复或者复发，重度者应至少观察 3～7 天。加强与患者思想沟通，给予耐心疏导和心理支持，提高患者心理适应能力，使其恢复生活的勇气和信心。

2. 饮食调理　中、重度口服中毒患者需禁食 1～3 日，待病情平稳、意识清醒后先服用（昏迷者禁食 1～3 日后可鼻饲）蛋清、氢氧化铝凝胶以保护胃黏膜，从流食逐渐过渡到普食，注意补充维生素和无机盐，供给足够的优质蛋白质，禁食刺激性及高脂肪食物。

四、怎样防止有机磷农药中毒？

▲ 喷洒药物的人员务必按照规定，严格执行用药注意事项；哺乳期妇女尽可能不参加接触有机磷农药的工作。

▲ 被药物污染的用具和包装品必须彻底清洗后才能移作他用，最好废弃不用。

▲ 室内有婴儿居住者，须将婴儿及其食具移开，决不能将有机磷农药涂洒于小儿头皮、衣服、被褥以消灭虱子、跳蚤。已接触农药者，哺乳前应脱换衣帽，做好清洗工作后，再接触婴儿。

▲ 喷洒过有机磷农药的瓜果须经过规定时间后方可采食；禁止食用被有机磷农药毒死的禽、畜、水产品。

▲ 青少年及小朋友不要去正在喷洒或喷洒过农药不久的田间玩耍。

▲ 了解有机磷农药的早期中毒症状，以便及时发现患者，免致延误治疗。

▲ 保管好有机磷农药，切勿与生活用品混放，以免被误服。

有时候，我们所遇到的失败和挫折，其实是一种考验，它来考验我们是否有足够强的意志、勇气和忍耐力。失败和挫折并不可怕，可怕的是我们没有坚持下去，遇到一点困难就轻言放弃。有时候失败和挫折，是铺在我们成功之路上的垫脚石，只有经历了才能拥有丰富的阅历和经验。生命只有一次，一定要珍惜，不能轻言放弃，这样才有机会迎接属于自己的成功。

哈尔滨医科大学附属第二医院：蔡本志　许世伟

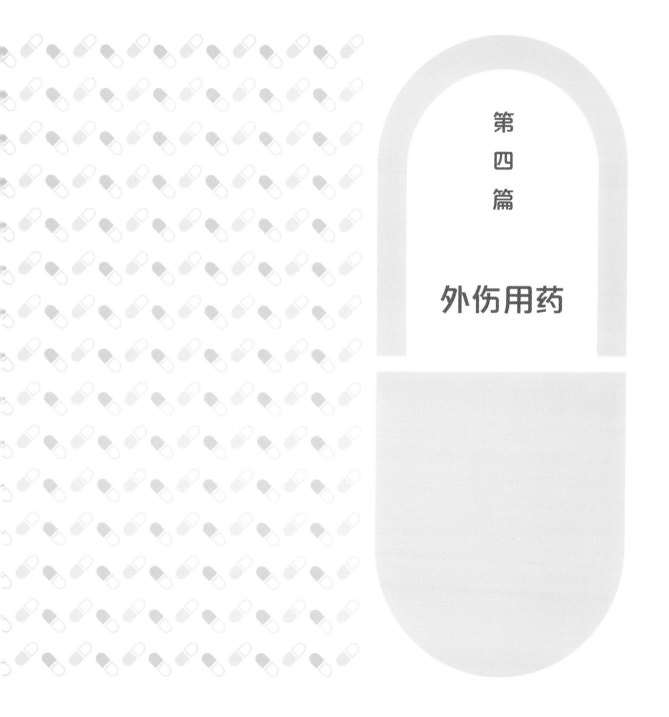

第四篇

外伤用药

4.1

跌打损伤怎么消肿止痛?

日常生活中，跌打损伤是很常见的事情，常见的跌打损伤主要指因跌倒、击打等造成的软组织损伤、外伤肿胀疼痛、皮肉破损出血，也包括摔伤、刀钝伤等，多以疼痛、肿胀为主要表现。这些跌打损伤大多数都是由于意外引起的，面对受伤部位出现的红肿疼痛，有些人可能并不太重视，只是简单的处理一下，等着受伤的部位慢慢痊愈。其实身体出现这些意外损伤的时候，可以用一些药物来帮助消肿止痛。

一、发生跌打损伤后可以选用哪些药物?

在用药之前，立即冰敷有助于缓解伤痛。通常来讲，跌打损伤都会造成毛细血管破裂，由于出血导致瘀血肿痛等，这时应在 24 小时内立即冰敷处理，使血管收缩，达到止血消肿的疗效。注意：冰敷时切忌按压搓揉，因会加剧毛细血管的破裂。

选择合适的药物是关键，跌打损伤常用的药物及服用方法总结如下。

药物	使用方法	注意事项
云南白药保险子	温水送服 1 粒	孕妇忌服
云南白药气雾剂（红瓶）	外用，喷于伤患处	每天一般不超过5 次
云南白药气雾剂（白瓶）	喷红瓶后间隔 3 分钟再喷	每天一般不超过5 次
正红花油	外用搽患处时动作要轻柔	注意出血风险

二、"云南白药"有这么多种，怎么选？怎么用？

我们能买到包装盒上标有"云南白药"的药品有好多种，如果发生磕碰了，要买哪一种呢？

1. 云南白药里的小圆粒是什么？

云南白药里的小圆粒叫保险子，俗称"救命丹"，为救急药。一般情况下，遇到严重的跌打损伤或者内伤出血时，可用温水送服 1 粒。遇到外伤时，可用白酒将保险子化开，涂在瘀血的部位很快能起到活血、化瘀、镇痛的作用。

注意：由于保险子的药性比较强烈，故轻伤者不需服用，**孕妇不能服用本品**。且忌食蚕豆、鱼类、辛辣、酸冷等刺激性食物。

2. 云南白药气雾剂的红瓶和白瓶该怎么用？

用了红瓶再用白瓶。

云南白药气雾剂是外用制剂，喷于伤患处，红瓶里的是保险液，应先喷保险液，若剧烈疼痛仍不缓解，可间隔 1～2 分钟重复给药。喷保险液后间隔 3 分钟再喷云南白药气雾剂白瓶。若伤口有破口，为开放型外伤，则不能使用气雾剂，因这样会增加感染的风险。

三、使用跌打损伤药时应注意什么？

正红花油使用易伤"肤"，皮肤敏感者应慎用。注意不要经常、大量地使用。切忌内服。外用搽患处时，最好轻揉至温热，以促进药物吸收。

除了上面介绍的云南白药和正红花油，跌打损伤药还有很多，比如三七片、伤湿止痛膏和各种药酒等，在这里就不一一细说了。但不管是哪种药，如果弄不清其用途和使用禁忌，最好先咨询医生或药师，不要盲目乱用，以免发生意外。

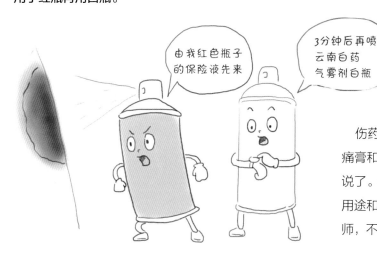

另外，对于跌打损伤药，多数人会有一定的误区，觉得中成药是从草药中提取的"天然成分"，多用点没关系。其实不然，有些中成药过量使用，可能加重心脏负担或引起心慌等，可能会伤"心"。

四、如何防止跌打损伤？

▲ 在运动前进行充分的热身，因为充分热身能对身体各个系统起到至关重要的调动作用，这样在运动时才能灵活地做动作。

▲ 加强肌肉拉伸、关节活动的训练，如跳跃、腾空、弹性跳等，提高平衡能力，帮助肌肉、关节、肌腱、韧带做好运动之前的准备。

▲ 准备一双好的运动鞋。这样可以增加踝关节的稳定性，提供足够的缓冲力，保证踝关节在运动中有很好的力学支持，从而减少伤病的发生。

避免受伤最好是在运动前做好充分的准备，受伤了用药还要注意跌打损伤药并不是随便就可以拿来使用的。比如由于人体组织在受到损伤后会出现炎症反应，体液大量自血管内渗出到扭伤处，局部可慢慢出现肿胀压迫神经引起疼痛。这种炎症反应在 24 小时内可达到顶峰，如果在此期间使用伤湿止痛膏，其活血作用会使局部血液循环加速，自血管内渗出的体液也会增多，反而会加重局部肿胀疼痛。因此，即使是外用药，使用前也还是需要仔细阅读说明书，或者咨询医生和药师，避免一些副作用的产生。

昆明医科大学第一附属医院：吴 晖 钱 斌

急症用药必知
关键时刻能救命

4.2

伤口处理药水
怎么选?

日常生活中难免会有磕磕碰碰，擦伤、割伤等外伤也较为常见。为了应对这些意外，许多家庭的小药箱中都会备些外用药，以备不时之需。不同的消毒药水功效不尽相同，为避免伤口感染，认识家庭常用的消毒药品和其功效，掌握有效的急救方法很重要。

一、要注意：这些外用消毒药水已被淘汰或不被推荐使用！

以下这两种外用消毒药水请从您的药箱里**移除：红药水、紫药水**。因为红药水中含有金属汞，对人体有毒；紫药水可使已经化脓的伤口表面与坏死组织之间形成一层保护膜，而掩盖病情，加重感染，所以它们已被淘汰，严禁使用。

不被推荐使用的外用消毒药水：双氧水、酒精、碘酊。这三种都属于刺激性较强的消毒药水，会引起伤口疼痛或令伤口疼痛加剧，因此不推荐用于伤口消毒首选。

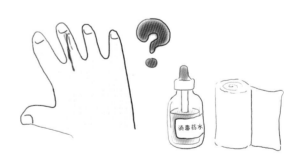

二、家庭外用消毒药水请备好碘伏

碘伏，通用名称为聚维酮碘。本品对细菌、病毒、真菌均有杀灭作用。同时碘伏中不含酒精，刺激性小，可用于皮肤、黏膜的消毒。目前市场上有售单包装的碘伏棉签，只需将棉签上有标记的一端折断，碘伏即可流入棉签的另一端，方便而实用。

但注意对碘过敏，以及甲状腺疾病患者应禁用碘伏，可根据伤口情况选用生理盐水冲洗或者酒精等进行消毒。

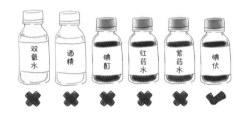

三、擦伤后该如何处理？

▲ 先冲洗——擦伤时皮肤会直接接触到地面或粗糙表面，伤口处难免会沾染泥土、砂石。要先用干净的水冲洗伤口，自来水或瓶装饮用水均可。

▲ 再消毒——伤口冲洗好后，再用棉签蘸碘伏消毒伤口。但如果擦伤比较严重，或者经自行护理伤口没有好转，建议及早到医院进行伤口处理。

四、伤口处理后需要用抗生素吗？

常规使用抗生素对预防伤口感染没有明显效果，也无证据表明抗生素治疗能够加速伤口愈合。另外，抗生素对伤口有刺激性，可能延缓伤口愈合。所以建议在皮肤继发感染时，再选用抗生素，而且建议选择外用剂型，如莫匹罗星软膏。如果伤口自行处理后，未得到有效控制，请及时到医院就诊。

五、外用消毒水的注意事项

1. 外用消毒水不能用来解毒

外用消毒水主要是抑制或杀灭细菌等病原体，防止皮肤感染，但并无消除毒物的作用。如黄蜂蜇伤不能用它们来"消"蜂毒；狂犬咬伤也

急症用药必知
关键时刻能救命

不能用它们来"消"狂犬病毒等。

2. 不可用高度白酒代替酒精

虽然前面提到，酒精并不是外用消毒药的首选，但在没有碘伏的情况下，也可以考虑用酒精消毒。但是酒精只有在浓度为70%～75%时杀菌力才最强，而我们平常喝的白酒，即便是高度的，含量也达不到最佳杀菌的浓度，所以高度白酒不能代替酒精来进行外用消毒。

3. 消毒药不能随意"乱"搽，方法有讲究

外用消毒药水应先从创面涂搽，以此为中心，使用棉签螺旋状逐渐往外周抹至超出创面3～5cm。千万不能无顺序地乱抹，否则会将创面外皮肤上的细菌带入伤口内，引起不必要的感染和化脓。

哈尔滨医科大学附属肿瘤医院：吴东媛　滕　雪

4.3

遇到烧烫伤时该怎么办?

在我国每年约有2 600万人发生不同程度的烧烫伤，换算成每天就是7万人，其中30%以上是儿童。烧烫伤不但会给人们带来巨大的痛苦，而且情况严重时，还会留下疤痕，甚至造成残疾或导致死亡。因此，除了加强安全意识，避免意外发生外，正确认识烧烫伤、及时处理、合理使用药物至关重要。

一、烧烫伤时如何进行急救处理?

遇到烧烫伤时,**一定要记住五字要诀——"冲、脱、泡、包、送"。**及时正确地急救处理可减轻伤痛,并争取更好的治疗时机。

冲:迅速用**流动的冷水**冲洗创面,以降低创面温度,减少热力继续作用于创面,加重病情。同时冷水冲洗还能减轻疼痛,减少渗出和水肿。冲洗水温一般以 5～20℃ 为宜,冲洗时间无明确限制,建议 20～30 分钟,最多可坚持

0.5～1 小时,一般冲洗至不再有剧痛为止。

脱:边冲边用轻柔的动作将伤者的外衣脱掉,必要时可以用剪刀剪开衣服,或暂时保留粘在皮肤上的衣服,尽量避免将水疱弄破。

泡:用冷水浸泡创面,以减轻疼痛及稳定情绪。若烫伤面积较大、烫伤者年龄较小,则不必浸泡过久,以免体温下降过低或延误治疗时机。

包:用清洁的床单或毛巾、纱布等覆盖受伤部位,以防引起伤口感染。

送:除极小的烧烫伤可以自行处理外,所有烧烫伤面积超过 1% 的伤者都应该送到医院进行诊治。伤势较重者最好送到医疗条件好、经验丰富的烧伤专科进行治疗。

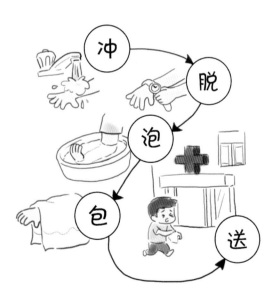

二、切记,以下急救处理方式不可取!

✗ 急寻烧烫伤药或直接送医院。

烧烫伤产生时,最佳的急救措施不是使用治疗烧烫伤药物,而是**立即用流动冷水冲淋**。到处找家中常备的烧烫伤类药物或外出到药店购买,都会错过宝贵的处理时机,会导致病情加重。也切忌不经冲洗,急急忙忙地将患者送往医院。

✕ 在患处涂酱油、醋、牙膏、食用油、香油等。

用酱油或醋反复冲洗创面只能起到降温作用，其作用与冷水冲洗相似，但酱油或醋可使创面染色，不利于创面实际深度判断和后续治疗。牙膏涂抹时有清凉的感觉，但不能阻止创面持续受损，而且由于伤口的热气受到牙膏的遮盖，热气只得往皮下组织深部扩散，结果还可能造成更深一层的烫伤。而油类物质在创面早期应用不利于排出渗出物，长时间淤积渗出物容易导致感染，不利于后续治疗。所以，请避免使用这些物质！

✕ 用白酒冲洗伤口。

有人认为白酒可消毒杀菌，但其实如果创面皮肤未受损，白酒主要是通过挥发酒精带走热量，起到降温的作用；可是如果皮肤破溃了，使用白酒不仅会增加疼痛，还可造成创面加深。而且如果创面大，使用酒精还容易导致酒精中毒，非常危险。

✕ 使用民间土方。

民间土方缺乏临床证据，在烧烫伤部位使用后，可能会诱发感染，延误病情，甚至加重病情，因此切莫尝试！

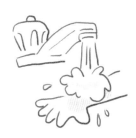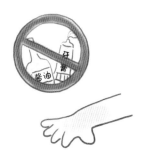

√ 遇到烧烫伤时请切记第一时间用流动冷水冲淋，不要往患处涂抹任何非药物！

三、什么情况下的烧烫伤我们可以自行处理？可使用哪些药物？

烧烫伤面积小于并拢手掌大小，同时皮肤表现为发红、伴或不伴较大水疱，疼痛、感觉过敏等，此时一般为Ⅰ度或浅Ⅱ度烧烫伤。此种情况下，紧急处理后可在家中自行处理。除此以外，均需要紧急处理后，迅速到医院进行救治。尤其是当皮肤苍白或焦黄炭化、干燥，皮肤感觉迟钝，疼痛不明显时，说明创面深达皮肤全层，甚至伤及皮下组织，必须入院治疗，否则会有生命危险。

当发生Ⅰ度和浅Ⅱ度烧烫伤，且创伤面积较小时，我们可以自行购买药物进行治疗。目前市售的烧烫伤药物，多为外用制剂。Ⅰ度和浅Ⅱ度烧烫伤患者建议选择促进创面组织修复的药物，如中药和生物制剂。

中药的主要功效是清热解毒、止痛、活血生肌。常用药物有冰石愈伤软膏、烧伤止痛药膏、烫伤油、伤复欣喷雾剂、烧烫宁喷雾剂等。生物制剂为重组人表皮生长因子凝胶（酵母），该药可促进皮肤创面组织修复，缩短创面的愈合时间。

以上药物在应用时应注意：①中药和生物制剂均无抗菌作用，因此应该在清创之后再使用。②使用重组人表皮生长因子凝胶（酵母）时要注意，该药遇酒精、碘酒等可能会使活性降低。因此创面使用酒精、碘酒等消毒后，应先用生理盐水清洗，然后再使用该药。

而且处理烧烫伤时要注意，如果烧烫伤有水疱，不要弄破它，这有利于减少疼痛，促进愈合。自行破裂且较大的水疱需要医生来处理，较大的清洁完整的水疱是不是要清除，也需要由医生来判断。不建议自行挑破，可能会引起感染。

烧烫伤是急症，处理不及时可能会演变为重症。所以遇到烧烫伤时，要沉着冷静，准确判断伤情，争取第一时间有效处理并合理选择药物。最后提醒大家，如果无法准确判断伤势的情况，做简单急救处理后，应抓紧时间送往附近医院进行处理和救治。

哈尔滨医科大学附属肿瘤医院：吴东媛

4.4

被猫抓伤或被狗咬伤，打疫苗是最紧急的吗？

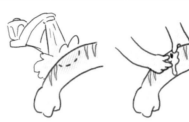

冲洗和清洗伤口　　挤出伤口周围血液

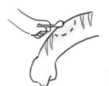

消毒处理伤口　　注射狂犬病疫苗

铲屎官们即使对猫狗极尽宠爱，也难免会被狗狗咬伤或者被猫咪抓伤，而且小朋友最喜欢和小动物亲近，也容易发生被猫抓狗咬的小意外。被猫抓伤、被狗咬伤会导致人体组织的皮肤破损、组织撕裂、出血和感染，除一般化脓性感染外，还可引起狂犬病、破伤风、气性坏疽等特殊感染。我们知道，不仅仅是狗狗的身体里会携带狂犬病毒，猫咪的身体里也会携带狂犬病毒。因此，一旦出现猫抓或狗咬伤，我们最担心的就是得狂犬病，因为狂犬病的死亡率几乎是100%。可此时打狂犬病疫苗是最紧急的吗？

一、被猫抓狗咬后怎么办？

遇到猫抓狗咬伤后，一定要按下面的流程进行处理：

冲洗和清洗伤口→挤出伤口周围血液→消毒处理伤口→注射狂犬病疫苗

1. 被猫抓伤、狗咬伤后首先要采用肥皂水（或其他弱碱性清洗剂）和流动清水交替清洗所有咬伤处约 15 分钟；然后用无菌纱布或脱脂棉吸尽伤口处残留液，以确保达到有效冲洗；最后用生理盐水冲洗伤口，避免伤口处残留肥皂水或其他清洗剂。

2. 在冲洗伤口的过程中，要用双手挤压伤口的四周，将被感染的血液完全挤压出来。如果自己不方便可以请周围的人帮助清理伤口，不要让伤口上残留病菌。

注意：绝不能用嘴去吸伤口处的污血。

3. 彻底冲洗后采用稀碘伏或其他具有灭活病毒能力的医用制剂涂擦或清洗伤口内部，可灭活伤口局部残存的狂犬病病毒。

当然，如果咬伤严重、创口复杂，还需要清创，去除坏死组织，此时应及时到医院就诊，**切勿自行处理！**

4. 注射狂犬病疫苗　狂犬病一旦发作，死亡率几乎是 100%。因此，被猫抓狗咬之后无论多久，只要还没有出现狂犬病的前期征兆，就应赶紧去注射狂犬病疫苗，不能以为超过了 24 小时就不再注射了。

二、注射狂犬病疫苗应知道这些事

应本着"早注射比晚注射好，迟注射比不注射好"的原则注射狂犬病疫苗。

目前人用狂犬病疫苗免疫程序有两种，即"5 针法"和"4 针法"。

"5 针法"，即 Essen 法：分别于第 0 天、第 3 天、第 7 天、第 14 天、第 28 天各肌内注射 1 剂。

"4 针法"，即 Zagreb 法：为 2-1-1 免疫程序，分别于第 0 天、第 7 天、第 21 天各肌内注射 2 剂、1 剂、1 剂。

注射狂犬病疫苗 24 小时内，注射部位可能会出现红肿、瘙痒等现象，也可能会出现轻度发热、无力、头晕、关节痛等现象，这些现象均不需要进行处理，可自行消退。还有一些少见的情况，如出现过敏性皮疹，此时应立刻就医处理。

注射疫苗期间可照常工作，但切忌酒、浓茶等刺激性食物，且不应进行剧烈劳动、熬夜，以避免引起不良反应或影响抗体产生。

三、打了狂犬病疫苗不久又再次被猫抓狗咬，怎么办？

这时要根据咬伤距离完成全程免疫的时间来判断。

1. 完成全程免疫半年内再次被咬，**不需要接种。**

2. 完成全程免疫半年至 1 年再次被咬，**需要加强接种 2 剂**，即"5 针法"的第 0 天、第 3 天各肌内注射 1 剂狂犬病疫苗。

3. 完成全程免疫 1～3 年再次被咬，**需要加强接种 3 剂**，即"5 针法"的第 0 天、第 3 天、第 7 天各肌内注射 1 剂狂犬病疫苗。

4. 完成全程免疫超过 3 年再次被咬，**须重新全程免疫**，即重新选择"5 针法"或"4 针法"进行免疫。

四、孕妇可以注射狂犬病疫苗吗？

孕妇被猫抓狗咬是件极为头痛的事，到底要不要注射，能不能注射呢？孕妇能对狂犬病疫苗产生正常的免疫应答，是可以注射的，且它对胎儿不会造成不良影响。所以，孕妇存在感染风险时，是可以按照暴露级别进行以上处理措施的。

最后，药师提醒您，遇到猫抓狗咬伤不要慌，按照规范的方法评估、处理、预防，可有效减少狂犬病的发生。另外，猫抓狗咬伤口创伤严重还需注射破伤风疫苗，详细内容可以参阅"4.6 受伤了，什么时候需要打破伤风疫苗？"

哈尔滨医科大学附属肿瘤医院：吴东嫒
昆明医科大学第一附属医院：吴 晖 钱 斌

4.5

被蛇咬伤后如何用药？

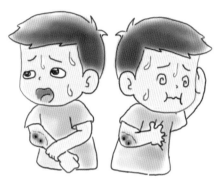

发热寒战、视力模糊、呼吸困难

经常在户外工作、活动的朋友，就有可能会偶遇蛇，特别是在我国南方地区，蛇比较常见，甚至有的小区里也会有蛇出没。如果被毒蛇咬伤，特别是在户外被毒蛇咬伤了该怎么办？这是很多人担心的问题。因为野外被蛇咬伤后赶到医院的路程远，拖延了最佳治疗时间，是很危险的事情。如果不幸遇到被蛇咬伤的情况，首先不要慌，尽量记住蛇的基本特征，有条件最好拍摄致伤蛇的照片，如蛇头、蛇体、颜色和花纹等，可帮助医生诊断。不要等到症状发作再确定是否中毒，而是要立即进行处理，赶往最近的医院就诊或拨打120急救。在就医前我们该做些什么呢？

一、快速判断是否是被有毒的蛇咬伤

蛇分有毒和无毒两种，它们的区别在于毒蛇具有毒牙和毒腺（分泌毒液的器官），因此毒蛇唾液中也含毒素，无毒蛇则没有。若被无毒蛇咬伤，会在皮肤上留下细小的齿痕，通常会有轻度刺痛，有人也会出现小疱。无毒蛇虽不如毒蛇毒性那么大，但经过长期进化，一些无毒蛇的唾液里也会有一些毒素，若处理不当也会出现肿胀、疼痛等，但一般无不良后果。

毒蛇的毒液中含有毒性蛋白、多肽及酶类剧毒物质，极小量即可致命。若被毒蛇咬伤，咬

急症用药必知
关键时刻能救命

伤处可留一对较深的齿痕，若处理不当，蛇毒会进入人体组织、淋巴和血液中，危及生命，因此必须进行急救。

毒蛇咬伤的症状：起初疼痛、红肿、伤口附近淋巴结肿大、压痛、起水疱。随着蛇毒向近心端蔓延，会出现全身症状，则表现为发热、寒战、乏力、眩晕、恶心、呕吐、嗜睡昏迷、视力模糊、呼吸困难、四肢麻木、心律失常、肾衰竭等。

二、对伤口做相应的处理

1. 被无毒蛇咬伤

可用75%的酒精（医用酒精）擦拭伤口，若身边没有，应尽快用清水、凉开水或肥皂水冲洗伤口，外加纱布包扎。以上基本处理后就医，进行破伤风疫苗注射。如若有红肿、疼痛，可将蛇药片（治疗蛇毒的中成药）用温水溶化后涂于伤口周围半寸处。

2. 被毒蛇咬伤

（1）减少毒液的扩散和吸收：不要慌，尽量使伤口部位放低，一般为保持心脏水平以下，并保持局部的相对固定，以减慢蛇毒的吸收；勿奔跑，奔跑可加快血液循环，加速毒物的扩散。用衣物或布条将整个肢体包扎，从伤肢的近心端向远心端包扎至伤口以上，包扎时应松紧适宜，以防止肢体因缺血坏死（大概可放入一根手指），包扎可阻断静脉、淋巴回流，防止毒物在体内扩散。

（2）迅速排除毒液：用清水、肥皂水反复冲洗伤口及周围皮肤。

（3）摘除伤肢饰物：摘除伤肢饰物（戒指、手镯等）以防患者伤肢肿胀后不易取下，或因肿胀影响血液循环。

三、等待就医过程中要做的事

任何时候被蛇咬伤，应立即呼叫120，尽快将伤者送到有蛇伤救治能力的医院救治。绝不要因为一时未出现中毒症状而认为未中毒，待中毒症状出现后再就诊或送医，则为时已晚。等候送医过程中，保持坐位或斜靠位，伤口低于胸部水平，不要采用卧位让伤口过高，以减缓毒素吸收。如伤者发生意识丧失，甚至呼吸心跳停止，应立即进行心肺复苏；如有恶心或呕吐风险者，置伤者于左侧卧位。

四、被蛇咬伤后处理的几个误区

1. 电视剧里被蛇咬伤自救、互救中通常会出现用嘴吮吸伤口血液后，吐掉的场景，这样可能会使毒素从口腔黏膜被吸收，引起二次中毒，口腔溃疡等情况更增加了二次中毒的风险。

2. 挤压伤口或者在伤口附近切"+"以便毒素排出的做法也是不可取的。因为这样处理可能会加速毒素的扩散，而且也会扩大伤口，造成二次感染。

五、怎样避免被蛇咬伤？

防患于未然，我们在野外草丛中行走或者游玩时，应带好急救小物件，如弹力带、蛇药片、消毒水等，并且应尽量避免腿部和脚部皮肤裸露在外。据统计，很多蛇伤发生在小腿以下部位，因此应穿长裤、穿覆盖脚面的鞋或靴子，夜间行走时还要注意携带照明设备。在登山或穿越丛林时，戴好帽子、着高领衣物。看到蛇时，不要惊慌，而是要尽量远远避开，如

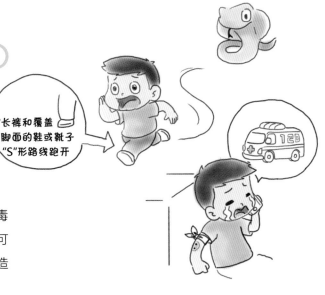

遇到被蛇追赶应尽量保持"S"形路线逃跑。一旦被蛇咬伤要保持冷静，珍惜一切时间，进行简单的处理后，尽早就医。

哈尔滨医科大学附属第二医院：蔡本志　刘秋爽

4.6

受伤了,
什么时候需要打
破伤风疫苗?

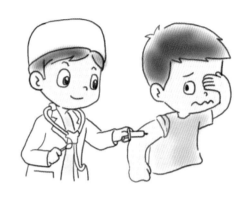

生活中,磕磕绊绊时有发生,意外在所难免。但是有些伤口不仅会引起感染,还有可能让人得破伤风。破伤风最常见于外伤和烧烫伤患者,它是由破伤风梭状芽孢杆菌通过伤口侵入人体引起的急性特异性感染。一旦得了破伤风,患者常常会出现牙关紧闭、全身骨骼肌持续性强直和阵发性痉挛,严重者可发生呼吸困难、吞咽困难、器官功能衰竭,甚至死亡!而且破伤风感染后并非马上发病,一般会有3～21天的潜伏期,

常常被大家忽视。破伤风致死率高达40%,因此得了破伤风后果很严重,所以预防破伤风感染显得尤为重要。据世界卫生组织报告,全球每年约有100万人死于破伤风,而生活中最常见的破伤风,就是因为伤口处理不当造成的。由此可见,破伤风离我们并不遥远!

一、哪些伤口容易造成破伤风感染？

由于破伤风梭状芽孢杆菌是一种厌氧菌，在无氧的条件下或伤口较深并伴需氧菌感染的情况下容易生长繁殖。因此，一般认为除了清洁的小伤口外都是破伤风易感伤口，尤其是延迟处理超过 6 小时的伤口及伤口内有异物等，如被土壤、粪便、痰液或唾沫污染的创面。特别提醒大家，**损伤重、伤口小而深的伤口容易被人们忽视，而这类伤口更容易造成破伤风感染。**

二、如何预防破伤风感染？

第一步，伤口处理。

创伤后早期彻底清创是关键措施之一。我们应尽快去除伤口内的刺激性异物或污物，避免细菌进入体内，诱发感染。但前提是一定要保证安全！如果无法判断和自行操作，一定要尽快到就近医院处理。

对于较轻的伤口，可自行冲洗，对于严重的创口，需要到医院处理。如果在野外，饮用水可作为首选的伤口冲洗液。另外，除了存在狂犬病暴露风险的伤口，一般不推荐在伤口冲洗后使用其他药物。经过简单处理后，还是要抓紧到医院进行后续处理。

第二步，接种疫苗，预防感染。

由于人类对破伤风无自然免疫力，需要进行人工免疫。破伤风是目前唯一一种可以用疫苗预防的非传染病。所以应尽早进行预防免疫。

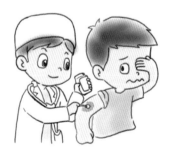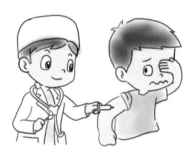

及时处理伤口和接种疫苗。

三、受伤后破伤风疫苗应该什么时候打？是不是受伤后都要打破伤风疫苗？

破伤风疫苗当然是受伤后越早注射越好，**一般不超过 24 小时**。由于破伤风感染有潜伏期，即便特殊情况超过 24 小时后注射破伤风疫苗也能起到预防作用，即使发病，症状也可较轻。因此建议**疫苗一定要尽早应用！**

是否需要打破伤风疫苗要通过伤口的暴露情况和既往免疫情况来综合判断。

首先我们来了解一下如何判断伤口的暴露情况。伤口一般分为**清洁伤口、不洁伤口和污染伤口**三种。清洁伤口是指伤口位于身体细菌定植较少的区域，并且在伤后立即得到处理的简单伤口（如刀片割伤）；不洁伤口是指伤口位于身体细菌定植较多的区域（如腋窝、腹股沟及会阴等），或超过 6 小时未处理的简单伤口（感染机会增加）；污染伤口是指被黏土或粪便污染，或者已经感染的伤口。

除此之外，我们还需要知道既往免疫情况。其核心问题是我们需要知道距离上次进行**主动免疫**的时间。大家一定会问什么是主动免疫？我之前进行过吗？其实大部分人小的时候都进行过主动免疫，我们在婴幼儿时期都打过百白破疫苗，其中就含有破伤风疫苗。破伤风疫苗的成分是破伤风类毒素，注入人体后，机体会慢慢地产生抗体，起到预防破伤风的作用。主动免疫的特点是**起效慢**，一般需要注射 3 次，机体才能达到足够的抗体滴度来对抗破伤风毒素，但同时**维持时间较长**，一般为 5～10 年。

因此，**以下情况可以不用打破伤风疫苗**：

▲ 距最后一次主动免疫 5 年内，无论伤口污染程度如何。

▲ 距最后一次主动免疫 5～10 年间，伤口类型为清洁伤口。

四、预防破伤风，药物该怎么选?

预防破伤风的药物有两大类，一类是前面提到的主动免疫制剂，即破伤风疫苗；另一类是被动免疫制剂，包括破伤风抗毒素和破伤风免疫球蛋白。除了上面提到的情况外，均需要药物治疗，而具体药物的选择取决于伤口的类型及既往免疫情况。

对大家而言，**准确记住上次进行主动免疫的时间极为重要！**医生会根据主动免疫的时间及伤口的情况来选择用药，避免破伤风感染。另外，我们还要注意预防破伤风的药物容易引起过敏反应，建议注射用药后等候 30 分钟，无异常再离开医院。

军人、警察、军校和警校等院校在校学生、建筑工人、野外工程作业人员（石油、电力、铁路等）及厨师等，如果以前未进行过主动免疫或主动免疫不足 3 次，需要提前进行免疫，以防受伤引起破伤风感染。

哈尔滨医科大学附属肿瘤医院：吴东媛

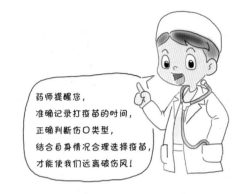

药师提醒您，
准确记录打疫苗的时间，
正确判断伤口类型，
结合自身情况合理选择疫苗，
才能使我们远离破伤风！